Wenn die Welt aus den Fugen gerät

Christian Firus

Wenn die Welt aus den Fugen gerät

Umgang mit Angst
in unsicheren Zeiten

Patmos Verlag

Wichtiger Hinweis:
Die in diesem Buch enthaltenen Informationen, Hinweise und Übungen wurden nach bestem Wissen des Autors erstellt und sorgfältig geprüft. Sie ersetzen jedoch nicht den persönlich eingeholten (psycho-)therapeutischen oder medizinischen Rat. Verlag und Autor können für Irrtümer oder etwaige Schäden, die aus der Anwendung der dargestellten Informationen, Hinweise oder Übungen resultieren, keine Haftung übernehmen. Deren Nutzung bzw. Durchführung erfolgt auf eigene Verantwortung der Leserinnen und Leser.

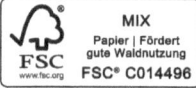
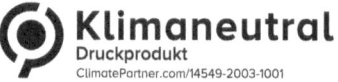

Die Verlagsgruppe Patmos ist sich ihrer Verantwortung gegenüber unserer Umwelt bewusst. Wir folgen dem Prinzip der Nachhaltigkeit und streben den Einklang von wirtschaftlicher Entwicklung, sozialer Sicherheit und Erhaltung unserer natürlichen Lebensgrundlagen an. Näheres zur Nachhaltigkeitsstrategie der Verlagsgruppe Patmos auf unserer Website www.verlagsgruppe-patmos.de/nachhaltig-gut-leben

Bibliografische Information der Deutschen Nationalbibliothek
Die Deutsche Nationalbibliothek verzeichnet diese Publikation in der Deutschen Nationalbibliografie; detaillierte bibliografische Daten sind im Internet über http://dnb.d-nb.de abrufbar.

Alle Rechte vorbehalten
© 2023 Patmos Verlag
Verlagsgruppe Patmos in der Schwabenverlag AG, Ostfildern
www.verlagsgruppe-patmos.de

Umschlaggestaltung: Finken & Bumiller, Stuttgart
Umschlagabbildung: © denayunebgt/shutterstock.com
Gestaltung, Satz und Repro: Schwabenverlag AG, Ostfildern
Druck: GGP Media GmbH, Pößneck
Hergestellt in Deutschland
ISBN 978-3-8436-1458-0 (Print)
ISBN 978-3-8436-1464-1 (eBook)

Inhalt

Einleitung 7

Teil 1: Das Phänomen Angst
1. Der Sinn von Angst 21
2. Angstgefühle als Scheinriesen 31
3. Angst als Hinweis auf Zurückliegendes 39
Transgenerationale Weitergabe von Traumata 49

Teil 2: Was gegen Angst hilft
4. Ankommen statt Weg-von-hier 57
5. Freundschaft mit sich selbst schließen 67
6. Verbundenheit und Spiritualität 85
Teil von etwas Größerem sein 93
7. Praktische Hilfen für den Alltag 107

Teil 3: Chancen der Angst
8. Die Kunst des Aufhörens 117
9. Das Gute im Leben 137
Schönheit empfinden 151
10. Drei starke Partner gegen die Angst 159
Verantwortung übernehmen 160
Entscheidungen treffen 165
Dankbarkeit 167
11. Leben mit Unsicherheiten 175
Ausblick 183

Anhang 191
Dank 191
Anmerkungen 193
Literatur 199
Zitatnachweis 206

Es sind die kleinen Dinge,
die uns brauchen,
denn wir hauchen
alle Lebensringe in sie ein.
Drum ergreift sie,
meine Hände,
voller Liebe,
denn es ist,
als bliebe
ohne euch
am Ende
jedes Ding
allein.
KARLFRIED GRAF DÜRCKHEIM[1]

Einleitung

> Wir müssen Zukunft wieder
> als Gestaltungsaufgabe sehen lernen,
> nicht als etwas, was man am liebsten vermeiden möchte,
> weil so vieles – Erderhitzung, Artensterben,
> Konjunktur der Diktatoren –
> so düster aus einer kommenden Zeit heraufscheint.
> HARALD WELZER[2]

Zu Beginn des ersten Corona-Lockdowns verspürte ich eine seltsame Enge ums Herz, fühlte so etwas wie Beklemmung, Unsicherheit und Angst. Die Welt insgesamt, und auch meine Welt, war aus den Fugen geraten und Angst drängte meine sonst so verbreitete Zuversicht in den Hintergrund. Bis heute kann ich dieses Wanken unserer Welt spüren und mein Eindruck ist, dass es vielen Menschen so geht. Wir hatten uns daran gewöhnt, dass es so weitergeht wie gestern, letzte Woche, letztes Jahr, die letzten Jahrzehnte seit dem Zweiten Weltkrieg. Zwar mit den gewohnten größeren und kleineren Schwankungen und selbstverständlich auch mit den persönlichen Herausforderungen und Schicksalsschlägen, aber dass die Zeit einmal stillstehen und wir gemeinschaftlich als ganze Menschheit herausgefordert und bedroht sein würden, konnten wir uns vermutlich alle nicht vorstellen.

Die Folgen der Pandemie sind weiterhin sehr deutlich spürbar und sie werden es voraussichtlich noch lange bleiben. Nicht nur Lieferketten funktionieren nicht mehr wie gewohnt, und so werden manche Produkte knapp, von denen wir das niemals glaubten. Auch unsere Beziehungen sind nicht selten in Schieflage geraten, Freundschaften an Impffragen zerbrochen und so mancher Familienzwist hat sich daran entzündet, in welcher Weise man einander begegnen kann. All das hat dauerhafte Gräben aufgerissen, die nur mühsam oder schlimmstenfalls gar nicht mehr zuzuschütten sind.

Damit nicht genug: Psychische Auffälligkeiten und Störungen insbesondere unter der jüngeren Generation haben Hochkonjunktur, und die Nachfrage nach Hilfen überfordert alle vorhandenen Angebote. Der DAK-Report von Mai 2022, dem 800 000 anonymisierte Klinikdaten zugrunde liegen, belegt einen Anstieg emotionaler Störungen um 42 Prozent, von Drogenmissbrauch um 39 Prozent und von depressiven Episoden um 28 Prozent im Vergleich zur vorpandemischen Zeit.[3] Die Weltgesundheitsorganisation (WHO) beklagte in ihrem Bericht über mentale Gesundheit im Juni 2022 eine gravierende Zunahme von psychischen Erkrankungen in allen Altersschichten.[4] Weltweit kam es demnach bereits im ersten Corona-Jahr zu einer Steigerung von 25 Prozent gegenüber dem Vorjahr. Dabei spielt auch die Zunahme von häuslicher Gewalt eine Rolle, die meist Frauen und Kinder trifft und deren Folgen sich oft erst Jahre später offenbaren.

Bereits 2019 ging die Weltgesundheitsorganisation von etwa einer Milliarde Menschen aus, die an einer psychischen Erkrankung litten. Dabei sind unspezifische, noch keinem klassischen Krankheitsbild entsprechende Ängste nicht berücksichtigt. Die Weltgesundheitsorganisation betont, dass psychische Gesundheit mit körperlicher Gesundheit Hand in Hand geht,[5] was aus Sicht der psychosomatischen Medizin – meinem eigenen Fachgebiet – längst offensichtlich ist. Stress erhöht nicht nur die Wahrscheinlichkeit für Ängste und Depressionen, sondern auch für Herz-Kreislauf- und Infektionserkrankungen.

Zuletzt mehren sich zudem Hinweise darauf, dass die Angst vor dem Klimawandel und seinen bedrohlichen Auswirkungen immer mehr die junge Generation erfasst, die sich in ihrer Existenz bedroht sieht. Klimaangst oder Eco-Angst sind bereits zu einem neuen Krankheitsbegriff geworden, hinter dem sich depressive und ängstliche Gefühle bis hin zu Sinnleere, Panikattacken, Schlafstörungen und zwanghaftem Denken an verschiedenste Bedrohungen verbergen können. Das dadurch bedingte erhöhte Stresserleben wirkt sich wiederum negativ auf die psychische Gesundheit und Widerstandskraft aus: „Das Aufwachsen in der sich immer deutlicher abzeichnenden Realität der Klimakrise beeinträchtigt die seelische Gesundheit junger Menschen: Volle 75% der befragten jungen Menschen haben Angst vor der Zukunft, 59% davon sind ‚sehr' oder ‚äußerst' besorgt. Über 50% fühlen sich traurig, ängstlich, wütend, machtlos, hilflos oder gar schuldig, und 45% geben an, dass sich die Sorge um das Klima negativ auf ihren Alltag auswirkt"[6], so die Ergebnisse einer Erhebung. Nicht umsonst war das Jugendwort des Jahres 2020 „lost". Es steht einerseits dafür, ahnungslos, unsicher und unentschlossen zu sein, beschreibt andererseits aber auch eine junge Generation, die sich abgehängt, vergessen und verloren fühlte und fühlt. Dabei handelt es sich um diejenigen, die in einigen Jahren die Geschicke unserer Welt übernehmen werden. Wir können es uns schlicht nicht erlauben, sie damit alleine zu lassen.

Die Ahrtal-Katastrophe, der Dürresommer 2022 mit vertrockneten Feldern, entlaubten Bäumen lange vor dem Herbst und verheerenden Waldbränden an vielen Orten Europas und weltweit bestätigt die Realität der Bedrohung, die auch vor unseren Türen nicht haltmacht und die mitnichten nur die jüngere Generation betrifft. Vielmehr zerstörten all diese Katastrophen viele solide Existenzen privat wie beruflich.

Im Schatten der Klimakrise haben wir es mit einem Artensterben zu tun, dass viele Experten und Expertinnen als noch bedrohlicher einschätzen als den Klimawandel, wobei beides viel miteinander zu tun hat. Was es bedeuten würde, wenn es keine Insekten mehr gäbe, die durch ihre Tätigkeit des Bestäubens am Beginn der Nahrungskette stehen, mögen wir uns gar nicht vorstellen. Die norwegische Schriftstellerin Maja Lunde beschreibt ein solches Szenario sehr eindrucksvoll in ihrem Bestseller *Die Geschichte der Bienen* (2015, auf Deutsch 2017).

Und schließlich bricht auch noch ein Krieg in Europa aus, der uns mehr betrifft, als wir zunächst dachten, weil er einerseits geographisch sehr nahe an uns heranrückt und andererseits jeden Tag mehr die Verflechtungen der Weltwirtschaft und unsere Abhängigkeiten offenbart. Spürbar braucht es nicht viel, um im wahrsten Sinne zwischen die Fronten zu geraten, und anders als bei den vielen anderen Krisenherden dieser Welt scheint es irgendwie nicht mehr zu funktionieren, sich rauszuhalten. Nicht zuletzt, da die Folgen uns jetzt schon erreichen: mehr geflüchtete Menschen denn je, Energieengpässe und gravierend steigende Preise, die niemand mehr ignorieren kann. Und wir dachten alle, dass nach dem Zweiten Weltkrieg wenigstens eines sicher wäre: nie wieder Krieg auf europäischem Boden.

Auf einmal sind die Menschheitsängste, die wir längst hinter uns glaubten, wieder aktuell: Seuchen, Lebensmittelknappheit und Kriege. Unsicherheit macht sich breit und erhöht das Stresserleben vieler Menschen. Stress macht uns insgesamt anfälliger, auch für beispielsweise aggressives Verhalten, was leider zuzunehmen scheint.[7] Was hilft in solchen unsicheren Zeiten?

Ich erlebte in den Tagen und Wochen des ersten Lockdowns wie nie zuvor, welche Kraft und Zuversicht in der Natur und in tragenden Beziehungen liegt. Wie wichtig Dankbarkeit für das Vorhandene ist, das immer schon im Alltäglichen schlummert, und wie sehr eine Verbindung zu etwas Größerem als uns selbst hilft, dieser Unsicherheit zu begegnen.

Und noch etwas wurde mir klar: Die Welt ist schon immer ein unsicherer Ort gewesen, sie war nie perfekt und wird es nie sein. Beispielhaft dafür sei auf die Epidemie des „Schwarzen Todes", der Pest in Europa von 1347–1352 verwiesen. In nur fünf Jahren starben fünfzig Prozent der Bevölkerung.[8] Dennoch leben wir

Menschen mit diesen Unsicherheiten, haben uns entwickelt und haben immer wieder gelernt, damit umzugehen. Allerdings haben wir diese Unsicherheiten nicht so wahrgenommen wie jetzt. Denn in einer nie da gewesenen Weise sind wir, wenn wir wollen, überall mit dabei. Nachrichten und Bilder von Katastrophen erreichen uns in Echtzeit, ganz gleich wo sie sich ereignen. Lange Zeit konnten wir sie jedoch durch das überdecken, was besonders für uns in der westlichen Welt alles möglich und erreichbar war, was uns das Leben zu erleichtern versprach durch neue Techniken, Reisen und Konsumgüter unterschiedlichster Art. Dadurch erschien das Leben kontrollierbar, berechenbar und somit irgendwie auch sicher.

All das fordert täglich von vielen Menschen ein ständiges Anpassen, Umdenken, Nachjustieren und sich Umstellen; nie ist man fertig, immer wartet schon eine neue Herausforderung. Es scheint wie in der Geschichte vom Hasen und dem Igel. Letzterer ist immer schon da, sosehr der Hase auch rennt und sich anstrengt, weil der Hase nicht merkt, dass der Igel ihn mit einem anderen Igel austrickst. Solche Misserfolgserlebnisse führen nicht nur zu Überforderung und Stress, sondern oft auch zu Ängsten unterschiedlicher Art: den Anschluss zu verlieren und abgehängt zu werden, nicht mehr zu genügen oder hinterherzukommen und damit irgendwie auf der Strecke zu bleiben. Das ist nicht nur persönlich extrem belastend, sondern bremst auch Kreativität, Mut und Entschlossenheit; und genau diese Eigenschaften brauchen wir mehr denn je. „Ich glaube inzwischen, dass Flexibilisierung und Rationalisierung eine Kultur von permanenter Unsicherheit schafft, deren Schattenseite Ängstlichkeit ist", so beschreibt es auch die Unternehmerin und Politikerin Diana Kinnert. „Und diese selbstbezogene Ängstlichkeit macht es uns unmöglich, sich auf größere Projekte einzulassen."[9] Weil unser aller Geschichte ein sehr großes Projekt ist, erscheint es mir geboten und sinnvoll, uns unseren Ängsten zu stellen und über sie hinauszuwachsen.

Es gibt ein Akronym – ein Kurzwort, das sich aus den Anfangsbuchstaben mehrerer Wörter zusammensetzt –, das die gegenwärtige Situation treffend beschreibt: VUCA. Dabei stehen die einzelnen Buchstaben für die englischen Begriffe *Volatility* (Unbeständigkeit), *Uncertainty* (Unsicherheit), *Complexity* (Komplexität) und *Ambiguity* (Mehrdeutigkeit). Zunächst bezog sich dies auf schwierige unternehmerische und militärische Rahmenbedingungen in der modernen, multilateralen Welt, vor allem nach dem Ende des Kalten Krieges. Nach und nach wird der Begriff für strategische Führungsebenen und weitere Arten von Organisationen, zum Beispiel Hochschulen und auch andere Wirtschaftsbereiche, übernommen. Er lässt sich durchaus auch auf eine psychosoziale Dimension beziehen, womit ich mich in diesem Buch beschäftigen werde. Der Begriff VUCA beinhaltet aber zugleich eine Lösungsstrategie: *Vision* (Vision), *Understanding* (Verstehen), *Clarity* (Klarheit) und *Agility* (Agilität, Flexibilität und Proaktivität).[10]

Dahinter verbergen sich psychologische Konzepte von Resilienz und Salutogenese, die schon älter sind als die VUCA-Philosophie. Wenn wir genauer hinschauen, erkennen wir, dass diese uns Menschen immer schon begleiten, weil es keine Resilienz ohne Herausforderungen und Belastungen gibt. Und so lassen sich durchaus auch einige dieser Strategien in diesem Buch wiederfinden. Allerdings nicht unter den Begrifflichkeiten der Ökonomie, sondern aus der Perspektive der Selbstfürsorge und der seelischen Gesundheit für jede einzelne Person und für die Menschheit als Schicksalsgemeinschaft. Wie immer kommt es auf den Blickwinkel an. „Leben ist Veränderung, Wandel, Bewegung", wie Wolfgang Schäuble anmerkt. Das gilt insbesondere für unsere moderne Lebenswelt: „Der Globalisierung können wir nicht rückwärtsgewandt widerstehen. Aber wir sollten sie in produktive Bahnen lenken, sie steuern. Das ist mühsam, aber indem wir uns in vermeintlich bequemere Zeiten zurückträumen, am Hergebrachten festhalten, können wir unsere Zukunft nicht gestalten. Die Bedingungen, unter denen wir in einer sich verändernden Welt leben wollen, können wir selbst schaffen."[11] Die Zukunft als eine Gestaltungsaufgabe sehen, so heißt es schon im eingangs angeführten Zitat von Harald Welzer, statt sie als etwas zu verstehen, was wir lieber vermeiden wollen.[12] Dadurch gewinnen wir Handlungsspielräume. Zukunft gestalten heißt, selbst aktiv werden und damit auch handlungsfähig.

Endlich all diese nervtötenden Krisen hinter uns zu lassen, dieser Wunsch ist nur zu verständlich. Aber ein Zurück in eine „gute alte Zeit", die bei näherer Betrachtung nie existierte, wird es nicht geben. Vielmehr leben wir meistens in genau jener guten Zeit, nach der wir uns in fünf oder zehn Jahren zurücksehnen, weil oftmals just das, was wir nicht (mehr) haben, zum Sehnsuchtsort wird. Erreichen wir mit Glück einen solchen Sehnsuchtsort, entpuppt er sich häufig als weniger reizvoll als gedacht. Vielleicht stellen wir dann fest, dass wir bereits dort waren, wo wir hinwollten – nämlich im Hier und Jetzt.

Mark Nepo, ein amerikanischer Dichter und spiritueller Lehrer, der eine schwere Krebserkrankung überlebte, erzählt davon in einem kurzen Text:

Ich saß einmal lange am Rande eines Sees, mit Blick auf das ferne Ufer. Ich sah, wie das Morgenlicht das Wasser in der Ferne flutete, und das machte die Gegend dort irgendwie exotisch. Jeden Morgen saß ich an meinem Stückchen Seeufer und betrachtete die andere Seite und stellte mir vor, dort wartete ein Geheimnis auf mich. Mit jedem Tag schien es mich stärker dorthin zu rufen. Am siebten Tag musste ich einfach hin. Ich stand früher auf als sonst und ruderte über den See, zog mein kleines Boot an Land und saß genau an der Stelle, die ich immer betrachtet hatte.

Als ich mich umsah, war die Aura des Andersartigen, die ich jeden Tag dort erblickt hatte, verschwunden. Ich war etwas irritiert, denn obwohl dieses ferne Ufer schön und friedvoll war, war der feuchte Uferboden, den ich durch meine Hände rinnen ließ, derselbe wie dort, wo ich aufgebrochen war.

Ich fing an, über mich zu lachen. Denn als ich zurückschaute auf den Fleck, wo ich jeden Tag gesessen hatte, sah ich das Morgenlicht über das Wasser fluten und der Ort wirkte exotisch auf mich. Jetzt schien mich ein gewisses Geheimnis dorthin zurückzurufen.

So oft stellen wir uns vor, das „Dort" sei irgendwie goldener als das „Hier". Es ist dasselbe mit der Liebe und den Träumen und unserem Lebenswerk. Wir sehen das Licht überall – außer dort, wo wir sind, und wir rennen dem hinterher, was uns zu fehlen scheint, nur um demütig festzustellen, dass es schon immer unser war.[13]

Wenn uns immer wieder diese Sichtweise gelingt, müssen uns die gegenwärtigen Krisen nicht schrecken. Dann entdecken wir im Hier und Heute die vielen Inseln der Lebendigkeit, Freude, Schönheit und Verbundenheit, die uns genügend Gründe liefern, das Leben zu feiern.

Wenn gerade die jüngeren Generationen in den westlichen Industrienationen ihre Arbeitsplätze kündigen, was unter dem Begriff „Big Quit" bekannt geworden ist, dann ist das meist weniger ein Zeichen von Resignation, sondern vielmehr von Aufbruch in eine andere, bessere Zukunft. Man möchte sich nicht wie bisher fremdbestimmen lassen und täglich lange Wege ins Büro pendeln, sondern mehr Zeit für Familie, eigene Interessen und Naturerleben haben. Die Sinnfrage wird neu gestellt. Das ist eine Chance.

Schließlich gibt es schon lange genügend Beispiele dafür, dass Herausforderungen, Krisen und Katastrophen das Beste in uns zutage fördern, wie unter anderem der Journalist und Autor Rudger Bregman postuliert, um an gleicher Stelle fortzufahren: „Es ist, als würde auf einen Reset-Knopf gedrückt, und wir kehrten zu unserem besseren Ich zurück."[14] Jede und jeder kann dazu beitragen, dass das gelingt. Machen wir uns auf den Weg! Packen wir die Angst bei den Hörnern und begreifen sie als Chance für die Gestaltung einer besseren Welt!

Teil 1

Das Phänomen Angst

1. Der Sinn von Angst

> There is a crack, a crack in everything.
> That's how the light gets in.
> LEONARD COHEN[15]

Unser heutiges Wort *Angst* ist schon sehr alt; die verschiedenen mittel- und althochdeutschen Formen leiten sich von den lateinischen Wörtern *angustus*, „eng, schmal" und *angor*, „Würgen, Angst" ab. Dahinter steht der indogermanische Wortstamm **anghu*, was so viel wie „eng, bedrängend" heißt.[16] Allen Variationen liegt die Grundbedeutung „Enge" zugrunde, und genau das ist es, was die meisten Menschen erleben, wenn sie Angst verspüren: Angst macht eng. Das vermittelt uns unser Körper mit einem Engegefühl in der Brust oder im Hals, der sich dann wie „zugeschnürt" anfühlt;[17] das erleben wir räumlich im Tunnelblick, der die Sicht wortwörtlich einengt, und das geschieht auch im Denken, wenn wir vermeintlich keinen Ausweg, keine Lösung mehr erkennen können, wir verhalten uns „engstirnig". Schließlich teilen uns genau das auch die großen Ängste vor Klimawandel, Pandemien und Kriegsbedrohung mit – das Leben wird beschnitten, es fühlt sich enger an.

Mit Ängsten sind Sie wahrhaftig nicht alleine! Angst ist etwas Normales und Allgegenwärtiges, ein Grundgefühl, eine Emotion. Schon hier wird deutlich, dass diese Tatsache eine Brücke der Verbundenheit zu anderen schlagen kann, denen es ähnlich ergeht. Das erleben wir in vielen Protestbewegungen, unabhängig von dem dahinterstehenden Anliegen – bei Fridays for Future genauso wie bei Demonstrationen gegen Corona-Maßnahmen. Zusammen ist man eben weniger allein, darauf verwies schon der gleichnamige französische Film aus dem Jahr 2004 mit Audrey Tautou und Guillaume Canet in den Hauptrollen. Gefühle tragen das Bedürfnis nach Interaktion in sich, sie wollen beantwortet werden. Gefühle sind Energien, die fließen wollen. Der Aufstau verursacht häufig die Probleme.

Dennoch geht es vielen Menschen, die unter Ängsten leiden, so, dass sie diese lieber loswerden wollen. Oft höre ich von Betroffenen, dass es besser sei, keine Gefühle zu haben, als schwierige und vermeintlich unerträgliche Gefühle wie Ängste. Wir können uns das allerdings nicht aussuchen, weil Gefühle seit Urzeiten zur Grundausstattung unseres Gehirns gehören. Gefühle sind sogar wesentlich älter als unser rationales Denken und Handeln. Das sogenannte limbische System, das der Verarbeitung von Emotionen dient und sich über Gefühlsreaktionen bemerkbar macht, entwickelte sich Jahrmillionen vor dem Großhirn, und das hat gute Gründe. Gefühle ermöglichen es uns nämlich, extrem schnell zu reagieren, genauer gesagt, innerhalb von 200 Millisekunden, also einer Fünftelsekunde. Ehe wir über etwas rational nachdenken und entscheiden können, hat das limbische System schon längst reagiert. In der Evolutionsgeschichte hat dies unserem Überleben gedient. Es war absolut sinnvoll, beispielsweise einem länglichen Gegenstand auf dem Weg blitzschnell auszuweichen, ohne lange zu überlegen, ob es sich um einen Stock oder eine Schlange handelte. Aus Sicht der Evolution konnten sich diejenigen, die sich über mögliche Gefahren erst ausführlich Gedanken machten, nicht fortpflanzen. Sie überlebten häufig nicht, weil das Leben in vorzivilisatorischen Zeiten tatsächlich gefährlicher war. Vielmehr überlebten und pflanzten sich diejenigen fort, die über ein schnell reagierendes limbisches Gehirn verfügten.

Noch heute ist dieses wichtige emotionale System, das uns vor Gefahren und Bedrohung schützt, höchst sinnvoll. Wenn wir beispielsweise gedankenversunken langsam über eine Straße gehen und plötzlich das Quietschen von Reifen vernehmen, springen wir nur dadurch, dass wir über ein derartiges Emotionssystem verfügen, instinktiv zur Seite. Hätten wir uns hingegen zunächst darüber Gedanken gemacht, ob wir dieses Geräusch schon einmal gehört hätten und was es zu bedeuten habe, so wären wir möglicherweise in einen schlimmen Unfall verwickelt worden.

Gefühle bewegen uns. Genau dies steckt auch in der Bedeutung des Wortes Emotion, vom lateinischen *movere*, „bewegen". Somit stellen sie eine Kompetenz dar, die allerdings davon abhängt, wie handlungsfähig wir uns erleben. Schwierig wird es dann, wenn das Gefühl von Handlungsfähigkeit, das durchaus noch im Impuls zu kämpfen oder zu fliehen enthalten ist, abgelöst wird von Erstarren und Ohnmacht. Der Kampf- oder-Flucht-Modus (englisch *fight or flight*) ist eine uns allen innewohnende Reaktionsweise, diese aktivieren wir wie von selbst, wenn wir uns bedroht fühlen. War der Auslöser früher der berühmte Säbelzahntiger, ist es heute vielleicht eine fordernde Chefin oder ein mobbender Kollege. Wenn wir solchen Situationen nicht entkommen können, kann es passieren, dass wir uns ohnmächtig fühlen und handlungsunfähig werden, wir erstarren (engl. *freeze*, einfrieren). Dies geschieht häufig in Situationen, die als lebensbedrohlich erlebt oder bewertet werden, oder auch besonders dann, wenn man bereits früh im Leben solche Erfahrungen machen musste und deshalb diese Reaktionsweise entsprechend gespeichert hat. Der Totstellreflex kann dann auch ohne Lebensgefahr aktiviert werden. Gerade dann ist es von großer Bedeutung, wieder in Bewegung zu kommen, innerlich und äußerlich. Damit werden wir uns später ausführlicher beschäftigen.

Hilfreich kann hier schon sein, festzustellen, dass man nie als gesamte Person von der Angst vereinnahmt wird, sondern dass es immer noch einen Teil in uns gibt, der die Angst wahrnehmen und beobachten kann und sich zu ihr in irgendeiner Weise verhält. Wir sind ärgerlich über die Angst, manchmal vielleicht wütend oder mitunter verzweifelt und traurig. In jedem Fall stehen wir in einem Verhältnis zur eigenen Angst. Dies ist von zentraler Bedeutung, da es bewusst macht, dass man nie ganz „Angst" *ist*, sondern Angst *hat*. Bereits diese Sichtweise von unterschiedlichen inneren Anteilen schafft eine Distanz, die erste Handlungsspielräume eröffnet: Ich habe zu meiner Angst immer eine bestimmte Form von Beziehung. Die Art der Beziehung entscheidet darüber, wie es mir mit ihr geht.

Die mutige Räubertochter Ronja im gleichnamigen

Kinderbuch von Astrid Lindgren ist ein wunderbares Beispiel dafür, unerschrocken mit der eigenen Angst in Beziehung zu treten und sie gerade dadurch kreativ zu gestalten und ins Handeln zu kommen:

> Und während der folgenden Tage tat Ronja nichts anderes, als daß sie sich vor allem Gefährlichen hütete und sich darin übte, keine Angst zu haben. In den Fluß zu plumpsen, davor sollte sie sich hüten, hatte Mattis gesagt, und darum sprang sie am Ufer kühn und keck von einem glatten Stein zum anderen, dort wo das Wasser am wildesten toste. Schließlich konnte sie sich ja nicht im Wald davor hüten, in den Fluß zu plumpsen. Sollte das Sich-Hüten überhaupt von Nutzen sein, dann mußte sie es bei den Stromschnellen und Strudeln und nirgendwo sonst üben. Wollte sie aber zu den Stromschnellen gelangen, mußte sie den Mattisberg hinabklettern, der jäh und schroff zum Fluß hin abfiel. Auf diese Weise konnte sie sich gleichzeitig darin üben, sich auch davor nicht zu fürchten. Beim erstenmal war es schwer, da packte sie eine solche Angst, daß sie die Augen zumachen mußte. Doch nach und nach wurde sie immer wagemutiger, und bald kannte sie alle Spalten und Ritzen, wo ihre Füße Halt fanden und sie sich mit den Zehen festkrallen konnte, damit sie nicht rücklings in den Fluß stürzte.
> Welch ein Glück, dachte sie, daß ich eine Stelle gefunden habe, wo ich mich davor hüten kann, in den Fluß zu plumpsen, und mich gleichzeitig üben kann, keine Angst zu haben![18]

Machen Sie sich bewusst, dass nicht wenige Menschen sogar dafür bezahlen, Angst zu erleben. Sie treten auf eine besondere Weise mit ihrer Angst in Beziehung, sie betrachten sie als willkommene Herausforderung, der sie mutig und entschlossen entgegentreten. Bungee- und Fallschirmsprünge sind solche Beispiele. In dieser Erkenntnis steckt schon ein Teil der Lösung! Denn es wird deutlich: Es kommt auf die Einstellung oder Beziehung zur Angst an, nicht auf die Angst selbst! Daraus könnten auch der Mut und die Motivation erwachsen, trotz der Angst zu handeln und nicht die Abwesenheit von Angst zur Voraussetzung dafür zu machen. Mit anderen Worten: Auch mit und trotz Ängsten besteht Handlungsspielraum. Das Beispiel des Bungeespringens macht darüber hinaus deutlich, dass es offensichtlich hilft, den Fokus auf das zu richten, was jenseits der Ängste liegt, was mir wichtiger ist als diese: das Erfolgserlebnis, über das ich später berichten kann, den Mut, den ich mir und anderen beweise, das Vorbild anderer, die vor mir gesprungen sind.

Folgt man der Argumentation von Viktor Frankl, dem Begründer der Logotherapie, dann liegt genau darin das Wesen von uns Menschen: nicht primär auf uns selbst zu schauen, sondern auf etwas, was über uns hinausreicht, wofür wir uns jeden Tag aufs Neue ins Leben einbringen. Frankl nannte genau das Sinn. So können Ängste in den Hintergrund geraten, noch vorhanden, aber überdeckt durch etwas Wichtigeres. Frankl selbst ist ein eindrucksvolles Beispiel dafür, über seine Ängste hinauszuwachsen: So entschied er sich trotz eines eigenen Ausreisevisums in die USA mitten im Zweiten Weltkrieg bei seinen Eltern in Wien zu bleiben. Er hatte sich trotz existenzieller Ängste um Leib und Leben dafür entschieden. Wenig später wurde seine gesamte Familie außer seiner Schwester, die bereits nach Australien migriert war, dann doch in die KZs der Nazis verschleppt.

Selbst dort ging er in eine Art Selbstdistanz, um der Nachwelt zu berichten, wie man solch unmenschliches Leid überstehen kann. Genau mit dieser Haltung trotzte er seinen sicherlich vorhandenen Ängsten, indem er versuchte, aus dieser Situation irgendwie noch einen Nutzen zu ziehen. Frankl nannte diese Fähigkeit später Selbsttranszendenz. Und noch im Alter von sechsundsechzig Jahren erlernte er das Solofliegen, gerade weil er Angst davor hatte, auf sich alleine gestellt ein Flugzeug zu manövrieren. Dies sind nur einige Beispiele aus seiner Angstbewältigungs-Biographie, die zeigen, wie er immer wieder bewusst den Ängsten trotzte.

Ängste sind häufig ein Signal, auch wenn es sich meist nicht gut anfühlt. Bei genauerer Betrachtung wird sogar deutlich, dass sich hinter Ängsten Bedürfnisse verstecken. Der verständliche Reflex, die Angst möglichst schnell „weghaben" zu wollen, übersieht dies schnell. Meiner Erfahrung nach lohnt es sich hingegen, sich mit diesen Bedürfnissen zu beschäftigen und sich freundlich um sie zu kümmern. Dabei liegt mir der Begriff der Freundlichkeit besonders am Herzen. Ich erlebe es immer wieder, dass gerade die unangenehmen Gefühle oft mit Nachdruck und manchmal Abscheu bekämpft werden. Dies hat oft zum Ergebnis, dass sie an anderer Stelle nur umso heftiger wieder zutage treten. Es verhält sich damit ähnlich wie mit einem Wasserball, den man unter die Wasseroberfläche drücken will. Man muss viel Kraft und Konzentration, beide Hände und vielleicht sogar den gesamten Körper dafür aufwenden, den Ball unter Wasser zu halten. Einmal nicht aufgepasst, schnellt er zurück an die Oberfläche. In der Regel mit einer Fontäne von Wasser. So ist es auch mit der Angst, die dann oft noch zusätzliche unangenehme Gefühle – die begleitende Wasserfontäne – im Schlepptau hat. Das können Ärger, Wut, Scham, Schuldgefühle etc. sein.

Bleibt man bei dem Bild des untergedrückten Wasserballs, könnte man noch auf eine andere Idee kommen, zu der ich Sie anregen möchte: die Kraft zu sparen und den Ball an die Oberfläche zu lassen, um dann mit Ruhe und Abstand und vielleicht mit Unterstützung anderer darauf zu schauen, was mit ihm noch anzufangen ist. Konkret könnte das bedeuten, Ängste nicht mit aller Macht wegzudrängen – was im Inneren nur den Druck erhöht –, sondern im Gegenteil, sie zuzulassen. Oft wird man dabei feststellen, dass sie weniger intensiv sind als zunächst befürchtet. Das gilt umso mehr, wenn ich beispielsweise mit dem Bedürfnis nach Sicherheit, was sich oft hinter Ängsten verbirgt, wertschätzend und anerkennend umgehe. Tatsächlich ist es doch höchst sinnvoll, dass es einen Seismographen für Sicherheit in uns gibt. Schließlich wird so auch klarer, wo man Unterstützung benötigt und wo man schon ganz gut alleine zurechtkommt. Und man wird vermutlich spüren, dass es bereits entlastend ist, wenn man mit dem Muster von Druck und Gegendruck aufhört.

Noch etwas kennen vermutlich viele: Die am Tage vielleicht noch erfolgreich weggedrängten Ängste melden sich beim Einschlafen oder in der Nacht mit Vehemenz und Nachdruck wieder, genau dann, wenn man ihnen besonders wenig entgegenzusetzen vermag. Deshalb hilft es wenig, bei Tage den bestehenden Ängsten auszuweichen. Besser ist es vielmehr, sich genau dann, wenn einem mehr Ressourcen zur Verfügung stehen – und das ist in der Regel tagsüber –, um die Ängste zu kümmern.

Es ist also hilfreich, seine Beziehung zur gegenwärtigen Angst zu klären. Hat sie mir etwas zu sagen? Weist sie auf etwas hin, was ich übersehen habe? Möchte sie mich schützen? Will sie mich zu etwas bewegen? Und: Was wäre, wenn ich mich ihr liebevoll zuwendete, statt sie loswerden zu wollen oder wegzudrängen?

Und schließlich finde ich den Hinweis von der Ärztin und Traumatherapeutin Luise Reddemann sehr wichtig und hilfreich[19]: sich bei Ängsten zu fragen, *wer* in mir gerade davon betroffen ist und wie alt sich dieser Anteil fühlt. Ein kindlicher Anteil beispielsweise lässt sich am besten mit liebevoller Zuwendung trösten, die Geborgenheit vermittelt. Und wir wissen heute, dass schon die bildhafte Vorstellung davon wirksam ist. Was hat mir als Kind geholfen oder was hätte ich gebraucht?, sind hier Fragen, die weiterhelfen. Die Antworten darauf werden weniger kognitiv und erklärend – auch nicht im Sinne von spirituellen Konzepten –, sondern sehr körperlich sein. Ein ängstliches Kind wird am besten dadurch getröstet, dass man es auf den Schoß oder in den Arm nimmt, es schaukelt und liebevoll hält. Im besten Fall kann durch eine solche Vorstellung und innere Zuwendung heute etwas von damals heiler werden.

2. Angstgefühle als Scheinriesen

Der Raum unserer Möglichkeiten ist innen, nicht außen.
HARALD WELZER[20]

Gefühle, darauf habe ich schon verwiesen, haben eine sehr lange Geschichte. Sie stehen im Dienst des Überlebens, indem sie uns schützen und uns helfen, auf Gefahr oder Bedrohung zu reagieren. Sie helfen uns aber auch, uns „ins Leben zu stürzen", etwas zu wollen und zu erreichen, uns lebendig zu fühlen. Und sie können uns immer wieder in den „sicheren Hafen" begleiten, dorthin, wo wir nichts müssen, nichts wollen, sondern uns verbunden und angekommen fühlen. Auf diese Weise können sie uns beruhigen. Insofern macht es Sinn, Gefühle verstehen zu lernen, auch und gerade die unangenehmen wie Ängste.

Dennoch ist das Vermeidenwollen von Angst verständlich und ein weitverbreitetes Phänomen. Es gelingt meist eine gewisse Zeit mit Ablenkung und Betäubung, zum Beispiel durch Alkohol, Drogen oder übermäßigen Medien- oder sonstigen Konsum. Irgendwann klopft die Angst, wenn wir uns ihr nicht stellen, aber wieder an die Tür – immer lauter und intensiver. Warum erscheint von allen Gefühlen gerade Angst so unüberwindlich groß? Erstens, weil akute Angst oft alte Ängste im Gepäck hat, die uns heute immer noch den Schmerz und die Bedrohung von damals fühlen lassen und glauben machen, das Gleiche würde sich hier und heute wiederholen. Es ist also eine Angst aus Erinnerung und Erfahrung, die meist auch noch die früheren Ohnmachtsgefühle mitbringt. Zweitens, weil Ängste sorgenvolle Phantasien vor einer befürchteten gefährlichen Zukunft aktivieren – das ist ja sozusagen ihr Job: Sie warnen uns vor möglichen Gefahren. Nur müssen wir wissen: Sie übertreiben immer! Das, was sie uns düster ausmalen, wird niemals genau so eintreten. Das ändert allerdings nichts an ihrer Wirkung auf unser limbisches System, das jetzt im Körper über die Stresshormone Schreckens- und Panikreaktionen aktiviert. Und schließlich sind Ängste vermutlich die allerersten Emotionen überhaupt in der evolutionären Entwicklung. Diese Erfahrung findet sich auch in den Worten des Protagonisten Frieder in Ewald Arenz' *Der große Sommer* wieder: „Ich hatte immer Angst vor großen Hunden gehabt, bis mich beim Zeitungsaustragen einer biss. Von da an war die Angst weg. Vielleicht, weil etwas, wenn es Wirklichkeit wurde, nie so schlimm war, wie man es sich vorgestellt hatte. Ich konnte mir einfach alles vorstellen, und manchmal war das genau das Problem."[21]

Unser limbisches System, das Zentrum für Gefühle, ist immer schneller als unser Großhirn mit seinem logischen Denken und Verstand. Der Kaltstart läuft also stets über den Mechanismus, der in der Hirnforschung auch als *schneller Weg* bezeichnet wird. Und so wie in Schulklassen und anderen Gruppen nicht unbedingt die schnellste Antwort die richtige oder passende ist, so ist das auch in unserem Gehirn. Schnell sind nämlich immer die bekannten und bereits vorgebahnten

Antworten. Besonders schnell sind unsere Ängste. Diesen Mechanismus, der bei uns allen so abläuft, erklärt Familientherapeutin Simone Kriebs in einem leicht verständlichen Reaktionsmodell des Gehirns mit sehr einprägsamen Bildern. Diese fallen uns dann auch in akuten Stresssituationen ein, sodass wir anders als bisher handeln können:

Die Amygdala, das Angst- und Warnzentrum im Gehirn, kann man sich als „Wachhund" vorstellen, der bei Gefahr anschlägt – und je nach Vorerfahrung reagiert er mehr oder weniger sensibel. Für das Großhirn, den für das kognitive Denken und vernünftige Entscheidungen zuständigen Bereich, steht die weise Eule. Was passiert nun, wenn der Wachhund anschlägt? Die Eule erschreckt sich und fliegt weg. Das war es dann mit vernunftbasierten Überlegungen, und wir fallen auf die emotionalen Reaktionsweisen des limbischen Systems zurück oder sogar auf die instinktiven des sogenannten Reptiliengehirns (des „Krokodils"), das für die überlebenswichtigen Funktionen wie Atmung, Herzschlag und Muskeltonus verantwortlich ist und dadurch den Kampf-, Flucht- oder Erstarrungsmodus reguliert. So lange, bis die Eule wieder da ist. Wenn der Wachhund also Alarm schlägt, müssen wir sehen, dass wir ihn beruhigen und die Eule schnell zurückholen. Denn ohne die Eule können wir keine klaren, überlegten Entscheidungen treffen.[22]

Lassen Sie sich also beim Reagieren etwas Zeit, bis das Großhirn seine Arbeit aufnimmt und zu einem vollständigeren Bild der Lage beiträgt! Und schauen Sie nach Möglichkeiten, die Angstzentrale zu beruhigen, wenn sie wieder einmal im Sinne von Schutz und Sicherheit zu schnell angesprungen ist.

Die wunderbare Kindergeschichte von Jim Knopf und Lukas dem Lokomotivführer von Michael Ende aus dem Jahr 1960 erzählt von dem, was ich Scheinriesenproblem nenne.[23] Es gibt darin einen Riesen namens Tur Tur, der aus der Ferne so groß und bedrohlich wirkt, dass sich ihm niemand auch nur auf Kilometer annähert. Keiner weiß also, um wen es sich wirklich handelt, bis eines Tages Jim Knopf und Lukas genau dies wagen und dem altbekannten Muster „Halte dich fern, es ist zu gefährlich" widersprechen. Dabei machen sie die erstaunliche Entdeckung, dass der Riese, je näher sie kommen, umso kleiner wird. Als sie schließlich vor ihm stehen, ist er auf Normalgröße geschrumpft. Nicht nur das. Es geschieht etwas Unerwartetes: Herr Tur Tur beginnt vor Freude zu weinen. Seine langjährige Isolation und Einsamkeit sind endlich durchbrochen, weil jemand sich getraut hat, genauer hinzuschauen und Kontakt aufzunehmen. Jim Knopf ist von dieser Begegnung so beeindruckt, dass er sich vornimmt, in Zukunft vor nichts mehr Angst zu haben, bevor er sich nicht aus der Nähe ein Bild gemacht hat. Denn sonst kann er ja nicht wissen, ob es sich nicht genauso wie mit dem Scheinriesen verhält.

Im Folgeband *Jim Knopf und die Wilde 13* wird die Episode mit einer weiteren genialen Lösungsidee fortgesetzt: Da Herr Tur Tur aus der Ferne wie ein Riese erscheint, kommen Jim Knopf und Lukas auf die Idee, diese Kompetenz als Leuchtturm zu nutzen. So stellen sie ihn an die Klippen und rüsten ihn mit einer Laterne aus, die den Schiffen bereits von Weitem den Weg zeigt.[24]

Diese Geschichte verdeutlicht nach meinem Verständnis auf mehreren Ebenen einen konstruktiven Umgang mit angstvollen Gefühlen. Sie zeigt erstens, dass es Mut braucht und dass es dafür durchaus gut ist, zu zweit zu sein. Sie verdeutlicht auch, dass sich angstvolle Gefühle beim Näherkommen häufig als Scheinriesen entpuppen und sich als etwas erweisen, dem man begegnen, mit dem man in Beziehung treten kann. Nicht selten verlieren sie dadurch ihre vermeintliche Bedrohlichkeit und werden zu freundlichen und manchmal sogar hilfsbedürftigen Begleitern. Damit endet die Geschichte nicht. Sie zeigt vielmehr, dass aus Einschränkungen Kompetenzen werden können, wenn man die Perspektive ändert. Aus dem Umstand, dass Herr Tur Tur aus der Ferne riesig erscheint, wird kurzerhand eine Leuchtturm-Kompetenz gemacht!

Gefühle als einsame Gestalten zu betrachten, die darauf warten, wahrgenommen, angesprochen und vielleicht sogar liebevoll umsorgt zu werden, das klingt nach einer gänzlich anderen Herangehensweise, als die Begegnung mit ihnen zu vermeiden oder sie wegzudrängen. Das erinnert vielmehr an das am Ende des letzten Kapitels angesprochene Vorgehen von Luise Reddemann: Dort ging es um verletzte kindliche Anteile. Und meist sind diese ziemlich einsam und verlassen, genauso wie wir uns damals in der Kindheit gefühlt haben, als sie entstanden. Der fürsorgliche, liebevolle Blick auf das zunächst Unangenehme, Unerträgliche, auf das, was man einfach nur loshaben möchte, auf das Einsame und Verlassene in mir, kann zu einer radikalen Veränderung führen.

Und noch etwas können Gefühle wie Angst bewirken. Sie können uns in Beziehung mit anderen bringen, wenn wir uns trauen, sie zu zeigen. Wenn ein kleines Kind vor dem Donnergrollen angstvoll zu seinen Eltern läuft, dann wird dieses Gefühl von ausreichend feinfühligen Eltern mit Zuwendung und Schutz beantwortet. Damit stärkt es die soziale Verbundenheit, die wiederum eines unserer zentralen menschlichen Grundbedürfnisse ist. Ja, Gefühle verweisen stets auch auf das Bedürfnis nach Verbundenheit, weil sie immer sozial, auf andere gerichtet sind.

Es gibt einen eindrucksvollen Erfahrungsbericht der australischen Intensivkrankenschwester Bronnie Ware in ihrem Buch *5 Dinge, die Sterbende am meisten bereuen* (2015), worin sie Sterbende nach ihren unerfüllten Wünschen befragte. Eine Antwort, die sie immer wieder zu hören bekam, war: „Ich wünschte, ich hätte mehr zu meinen Gefühlen gestanden und diese ausgedrückt." Ich denke, dies ist eine erstaunliche und gleichzeitig ermutigende Botschaft, die uns dazu veranlassen kann, uns schon zu Lebzeiten unseren Gefühlen zuzuwenden und sie ausdrücken zu lernen. Tragisch empfinde ich, dass es für unsere emotionale Kompetenz immer noch viel zu wenig Lernfelder gibt. Rein kognitiver Wissenszuwachs ohne emotionales Wissen vermag uns in der Lösung der gegenwärtigen globalen Krisen genauso wenig weiterzuhelfen wie in persönlichen Konflikten und Schwierigkeiten. Letztlich sind es unsere Emotionen, die über Wohl oder Wehe, über Krieg oder

Frieden und über Verharren im Alten oder Aufbruch zu Neuem entscheiden.

Ängste als Kompetenz zu betrachten, die mich befähigen kann, eigene Bedürfnisse wahrzunehmen, Vergangenes hinter mir zu lassen und die Bedürfnisse zu meinem und dem Wohle anderer einzusetzen, indem ich wage, auf Menschen zuzugehen und Verbindung aufzunehmen, klingt nach einem gänzlich anderen Versprechen, als dem ersten Reflex von Flucht, Kampf oder Erstarrung zu folgen.

3. Angst als Hinweis auf Zurückliegendes

> Der Morgentraum erzählt dir Märchen
> du darfst die Dinge neu ordnen
> Farben verteilen und wieder
> *schön* sagen
> ROSE AUSLÄNDER[25]

Es gibt einen kleinen Trick, der zu unterscheiden hilft, ob es sich bei einer aufsteigenden Angst um eine alte oder eine aktuelle Angst handelt. Beschäftigt mich etwas länger als wenige Minuten, so handelt es sich mit achtzigprozentiger Wahrscheinlichkeit auch um alte Gefühle. Diese Unterscheidung kann äußerst hilfreich sein. Sie ist erstens ein Hinweis darauf, dass alte verletzte Anteile in mir noch unversorgt sind. Somit bietet sich ausgelöst durch ein aktuelles Ereignis die Chance, sich um eine alte Verletzung mit der Kompetenz von heute und unter Umständen begleitender Unterstützung von außen gut zu kümmern. Damit wird zweitens deutlich, dass es viel weniger die aktuelle Situation ist, vor der ich Angst haben muss, was wiederum im Hier und Jetzt zu einer Beruhigung beitragen kann. Dies kann mir ermöglichen, in der Gegenwart meine Handlungsspielräume wahrzunehmen, während ich mich gleichzeitig aufmache, mich um den alten Ballast in meinem Gefühlsrucksack zu kümmern.

Gehen Sie dabei in nicht zu großen Schritten vor

und feiern Sie auch kleine Erfolge. Denn Belohnung führt in unserem Gehirn dazu, dass wir mit größerer Wahrscheinlichkeit weitere Schritte wagen. Sie setzen Ihr Vorhaben leichter um, wenn Sie es als sogenanntes Annäherungsziel formulieren. Im Gegensatz zu den typischen Vermeidungszielen, die beschreiben, was wir nicht möchten, zum Beispiel *nicht mehr* rauchen oder *weniger* Süßigkeiten essen, nähern wir uns hier von der anderen Seite an. Wir formulieren eine Zielvision, die ohne Negation, ohne die Steigerungsform, den sogenannten Komparativ (mehr, weniger, besser etc.), auskommt. Und wir nutzen die Gegenwartsform, weil unser Gehirn sehr präzise und wörtlich funktioniert. Der gut gemeinte Vorsatz „Ab morgen werde ich …" wird für unser Gehirn immer in der Zukunft bleiben und keine Motivation für die Gegenwart entfalten. Ganz anders reagiert unser Motivations- und Handlungssystem auf einen Satz wie: „Ich wende mich neugierig meiner Angst zu und entdecke die in ihr liegenden Bedürfnisse." Das Schöne daran ist, dass jeder noch so kleine Schritt in diese Richtung in unserem Gehirn als Erfolg bewertet wird. Dies wiederum führt zu einer Dopaminausschüttung, die uns dazu veranlasst, mit viel größerer Wahrscheinlichkeit auch auf diesem Weg zu bleiben.

Ausgeprägte Ängste können allerdings auch ein Hinweis auf frühere traumatische Erfahrungen sein, die oftmals einen langen Schatten werfen.[26] Weil dieser Schatten meist aus der Kindheit stammt, sind einem die Zusammenhänge oft nicht bewusst. Außerdem geht es vielen Menschen so, dass die Traumata vergessen oder gut versteckt waren und man deshalb annahm, sie seien erledigt. Bestimmte Auslöser reißen dann jedoch urplötzlich die schützende Mauer ein, hinter der die alten Erlebnisse verborgen waren. Und vergleichbar mit dem Druck des Wassers hinter einer Staumauer, lassen sich die alten Erinnerungen dann nicht mehr zurückhalten und brechen hervor. Solche Auslöser können private Krisen sein, zum Beispiel am Arbeitsplatz oder in der Partnerschaft, aber auch wenn die eigenen Kinder im gleichen Alter sind wie man selbst, als einem Schlimmes passiert ist. Auch aktuelle Ereignisse wie die Corona-Pandemie, der Ukraine-Krieg oder die Klimakrise können gerade durch die Ohnmachtsgefühle, die sie auslösen, vergessen geglaubte traumatische Erfahrungen triggern, wie es auch Luise Reddemann beschreibt: „Die Corona-Erfahrung wird jedoch von vielen interpersonell traumatisierten Menschen als Wiederholung tödlichen Erschreckens erlebt. Dabei wird das Schicksal quasi zum Täter und wird ähnlich beantwortet: so als widerfahre jemandem etwas Böses von einer Macht, die stärker ist als man selbst […]. Heute wird Schicksalhaftes erlebt wie frühe verletzende Bezugspersonen und darauf oft mit Ohnmacht, tiefer Verzweiflung und Verleugnung reagiert. Corona wird so zum Aufhänger, ohne dass es als solches erkannt wird."[27]

So ging es auch Frau M.[28], einer 38-jährigen Mutter dreier Kinder. Das letzte war im ersten Corona-Sommer geboren worden, das Familienglück schien perfekt. Doch immer mehr mischten sich Sorgen und Ängste unter die zunächst glücklichen Gefühle. Als dann der zweite lange Lockdown im Frühjahr 2021 jegliche Kontakte auf ein Minimum einschränkte, erfasste Frau M. eine immer größere Angst, die sich zunächst auf Corona selbst bezog. Im Bemühen, den Überblick zu behalten, konsumierte sie mehrmals täglich die neuesten Nachrichten, verfolgte das Infektionsgeschehen mit den steigenden Inzidenzen mit immer größerer Sorge, bis eines Nachts Albträume auftraten, die den Bezug zu einem längst vergessenen Krankenhausaufenthalt mit fünf Jahren wieder ins Bewusstsein spülten. Damals hatte sie wegen einer Hirnhautentzündung fast drei Wochen in einer Kinderklinik verbringen müssen. In dieser Zeit hatten sie ihre Eltern, die eine Landwirtschaft betrieben, nur gelegentlich besuchen können. Meist weinte sie still vor sich hin und war dafür vom Pflegepersonal auch noch unsanft ermahnt worden. Als ihr dieser Zusammenhang klar wurde, gelang es ihr im Rahmen der Psychotherapie, sich dem kleinen verlassenen Mädchen in sich selbst zuzuwenden – erst zögerlich, dann immer liebevoller. Mithilfe meiner Unterstützung in der Gegenwart konnte sie den Trost zulassen und sich selbst gewähren, den sie damals nicht bekommen hatte. Die Ängste im Umgang mit Corona traten dadurch spürbar in den Hintergrund, was nicht nur ihr selbst, sondern der gesamten Familie guttat.

Diese kleine Episode aus einem Psychotherapieverlauf macht deutlich, wie subtil Traumata wirken können.[29]

Da traumatische Erfahrungen leider auch in Deutschland extrem häufig vorkommen, weise ich an dieser Stelle bewusst darauf hin. Ich will dies mit einigen wenigen Zahlen verdeutlichen: In Deutschland hat jeder Achte sexualisierte Gewalt erlebt. Jede vierte Frau hat in irgendeiner Form partnerschaftliche Gewalt erlebt.[30] Jedes dritte Kind weltweit erlebt irgendeine Form von emotionaler Gewalt wie Demütigungen, strafenden Liebesentzug, Einsperren, Zerstören von persönlichen Spielsachen oder dem Wegnehmen oder gar Töten von Haustieren und vieles mehr. Schließlich müssen wir leider davon ausgehen, dass letztlich jedes zweite Kind weltweit in irgendeiner Form von Gewalt betroffen ist, dabei handelt es sich um eine Milliarde Kinder.[31] Dies sind erschreckende Zahlen, die das unermessliche Leiden erahnen lassen und verdeutlichen, dass wir es mit einer Pandemie der Gewalt zu tun haben, die die Ausmaße der Corona-Pandemie in den Schatten stellt.

Glücklicherweise verfügen wir Menschen über Resilienz, über Widerstandskraft, die uns dabei hilft, traumatische Erfahrungen zu überwinden und gelegentlich sogar daran zu wachsen. Mir begegnen in der Psychotherapie immer wieder Menschen, die durch die erlittenen Traumata ein hohes Maß an Mitgefühl oder eine ausgeprägte künstlerische Seite entwickelt haben und nicht selten selbst in sozialen Berufen tätig sind. Dies zeigen auch weltweite Untersuchungen. Meines Wissens konnte erstmals die große Hawaii-Studie von Emmy Werner[32], die Kinder aus schwerbelasteten Verhältnissen über viele Jahrzehnte begleitete, feststellen, dass nur etwa ein Sechstel später anhaltend Probleme im Leben hatte.

Dennoch können unerträgliche Angstgefühle ein Hinweis auf frühe traumatische Lebenserfahrungen sein. Sollte dies bei Ihnen der Fall sein, so ist das Erste, wozu ich Ihnen rate, dies ernst zu nehmen und darüber zu sprechen. Warum? Viele Menschen haben unter der Dominanz der Peiniger und Täter früh gelernt, das Erlittene für sich zu behalten. Vielleicht ist es Ihnen sogar im Laufe der Jahre gelungen, es beinahe zu vergessen. Vor allen Dingen aber waren viele dieser Erfahrungen damit verbunden, darüber schweigen zu müssen. Daher ist das vielleicht erstmalige Reden darüber ein erster, durchaus auch beängstigender, aus meiner Erfahrung allerdings dann auch sehr befreiender Schritt, dieses Schweigen zu brechen.[33] Damit entmachten Sie heute den Täter von damals, weil Sie nicht länger seinem Gebot des Schweigens folgen. Welche Dynamik ein solches Outing haben kann, zeigt die #MeToo-Bewegung, die es seit 2017 zahllosen Frauen ermöglicht hat, erstmals über ihren erlittenen sexuellen Missbrauch zu sprechen oder ihn sogar anzuzeigen.

Gerade eine offizielle Anerkennung kann hilfreich sein, um die Macht des früheren Täters über einen selbst zu brechen. Hierzu gibt es beispielsweise den Fonds gegen sexuellen Missbrauch in Deutschland oder den Weißen Ring für Opfer von Gewalt. Hierüber bekommen Betroffene häufig Entschädigungsleistungen, die zwar das Leiden nicht aufwiegen, allerdings den Zugang zu therapeutischen Möglichkeiten eröffnen, die sonst vielleicht nicht bestünden.

> Unter anderem finden Sie unter folgenden Internetseiten oder bei telefonischer Beratung weitere Hilfen (Stand Dezember 2022):
> Self help for trauma: www.selfhelpfortrauma.com
> Fonds sexueller Missbrauch: https://www.fonds-missbrauch.de/
> Hilfetelefon sexueller Missbrauch: Telefon 0800/2255530; https://www.hilfe-telefon-missbrauch.online/
> Hilfetelefon „Gewalt gegen Frauen" des Bundesamtes für Familie und zivilgesellschaftliche Aufgaben: Telefon 0800/0116016; https://www.hilfetelefon.de/
> Bundesweite Arbeitsgemeinschaft der psychosozialen Zentren für Flüchtlinge und Folteropfer: www.baff-zentren.org/hilfe-vor-ort/psychosoziale-zentren/
> Und umfassende Informationen unter: https://www.wissen-schafft-hilfe.org/

Sich Unterstützung zu organisieren und therapeutische Hilfe in Anspruch zu nehmen erfordert Mut. Es verlangt auch, die Rolle des Opfers zu verlassen und Selbstverantwortung für das eigene Leben zu übernehmen. Dies erscheint ungerecht und unfair, da Sie sprichwörtlich die Suppe auslöffeln müssen, die andere Ihnen eingebrockt haben. Dennoch führt kein Weg daran vorbei, wenn Sie ins Handeln und damit zurück ins Leben kommen möchten. Dabei geht es nicht darum, die Vergangenheit schönzureden oder zu vergessen oder die Täter in irgendeiner Weise zu entschuldigen. Es geht darum, trotz alldem die eigenen Chancen auf Veränderung in der Gegenwart zu ergreifen. Es geht aus meinem Verständnis von Psychotherapie überhaupt nur darum, dieses „Trotzdem" in den Blick zu nehmen und sich genau darauf auszurichten: was trotz alledem heute möglich ist.

Im Folgenden möchte ich konkrete Ideen aufzeigen, die helfen können, mit belastenden oder gar traumatischen Erfahrungen besser umzugehen. Selbstverständlich kann es dabei notwendig sein, traumatherapeutische Hilfe in Anspruch zu nehmen. Dennoch halte ich es für sehr bedeutsam, eigene Erfahrungen mitzubringen, auf denen man in einer Therapie dann aufbauen kann. Eigene Handlungsspielräume zu erkunden, stärkt das Gefühl der Selbstwirksamkeit, was wiederum Heilungsprozesse unterstützt.

Ich halte es gerade dann, wenn es um Traumatisches geht, für überlebensnotwendig, gleichzeitig auf die Ressourcen zu schauen und diese immer wieder zu stärken. Dafür bieten sich verschiedene Möglichkeiten an:

- Schaffen Sie sich ein inneres Ressourcenteam, suchen Sie nach Anteilen, die kreativ und längst schon unterstützend in Ihnen für das Überleben gekämpft haben. Meiner Erfahrung nach gibt es die immer, oft vergraben und verschüttet, aber auffindbar. Ohne diese Ressourcen wäre ein Überleben gar nicht denkbar, von daher macht es Sinn, diese Kraftquellen in einem selbst aufzusuchen, weil es sich dabei stets um Eigenes handelt. Der Scheinriese Tur Tur könnte dafür Pate stehen: eine zunächst abgelehnte Eigenschaft wird durch einen neuen Blickwinkel zur nützlichen Kompetenz, zur Leuchtturm-Qualität.
- Beschäftigen Sie sich mit dem Prinzip der Wehrhaftigkeit[34], indem Sie sich innerlich mit Lebewesen verbünden, die diese in ihrem Wesen zum Ausdruck bringen. Hierbei geht

es um die Fähigkeit, sich zu wehren, Grenzen aufzuzeigen und für ausreichend Sicherheit und Schutz zu sorgen. So könnte zum Beispiel ein Wolf, ein Bär oder ein Engel oder ein anderes Wesen aus Märchen und Mythen zu einem inneren Begleiter werden, wenn sie diese Kompetenzen verkörpern. Innere Bilder können eine große Kraft entwickeln, die uns beim Handeln unterstützt. Genau dieses Konzept zeigt sich zum Beispiel sehr anschaulich in J. K. Rowlings Harry-Potter-Büchern: Darin gibt es Dementoren, dämonische Gestalten, die sich von Ängsten nähren, bis sie einem zuletzt die Seele aussaugen. Um sich gegen sie zu schützen, kann man mit Magie einen Patronus herbeirufen. Als Grundlage des Zaubers dient eine glückliche Erinnerung, aus der sich die Kraft für den Patronus speist – eine Lichtgestalt meist in Form eines Tieres, die sich den dunklen Dementoren (und damit den Ängsten) entgegenstellt und diese abwehrt. Ich weiß von vielen traumatisierten Menschen, dass sie sich solche Wesen intuitiv bereits in der Kindheit erschaffen haben. Somit geht es darum, heute wieder daran anzuknüpfen. Stellen Sie sich schließlich vor, Sie machten ein Foto von sich mit diesem Wesen, und schauen Sie sich dieses Foto möglichst oft an. Diese Erinnerungshilfe ist wie ein Souvenir, das einen zum Beispiel an einen schönen Urlaub erinnert.
- Beschäftigen Sie sich mit Heldengeschichten. Warum? Weil sie Heldenhaftes in uns hervorrufen können, und damit meine ich nicht große Taten, sondern das mutige Kleine, das den Überlebenswillen und die Widerstandskraft stärkt. Es können Märchen und phantastische Geschichten sein, die Sie vielleicht als Kind gehört oder gelesen haben; es können moderne Heldengeschichten

sein wie Biographien von Nelson Mandela, Samuel Koch oder Edith Eva Eger, genauso gut auch Ihre persönlichen Helden und Heldinnen des Alltags und der Kindheit, die sonst niemand kennt. Sie alle zeichnet aus, um mit dem Psychiater und Psychotherapeuten Viktor Frankl zu sprechen, dass sie trotzdem Ja zum Leben gesagt haben oder sagen. Die Geschichte von Edith Eger hat mich erst vor Kurzem sehr berührt. Als Holocaustüberlebende, die in Auschwitz ihre Eltern verlor, brach sie schließlich wegen ihrer erlittenen Traumata ihr Schweigen, begab sich nicht nur in Therapie, sondern studierte Psychologie und wurde zu einer Expertin in der Behandlung der Posttraumatischen Belastungsstörung. Sie praktiziert auch weit über neunzigjährig immer noch als Psychotherapeutin. Ein Buch von ihr trägt den bezeichnenden Titel Ich bin hier, und alles ist jetzt. Warum wir uns jederzeit für die Freiheit entscheiden können (2018).

- Umgeben Sie sich mit einem Duft, der wohltuend wirkt oder vielleicht in irgendeiner Form reinigendes Potenzial für Sie hat. Gerüche erreichen unser Gehirn rasch und unter Umgehung von umständlichen kognitiven Prozessen. Angenehme Düfte können Sie also unterstützen, in eine positivere Stimmung zu kommen, die immer hilfreich ist, um sich dann belastenden Erfahrungen zuzuwenden oder aus diesen wieder hinauszugelangen. Sie können diesen Duft auch ganz direkt mit der Vorstellung einsetzen, dass er Sie hier und jetzt reinigt und belebt und von Altem und Belastendem befreit. Tatsächlich gibt es mittlerweile mehrere Studien, die die angst- und stresslösende Wirkung von Orangenöl belegen, das buchstäblich bis in die Zellen wirkt, und zwar die Zellen des Immunsystems und die der Cortisolproduktion.[35] Dies zeigt, dass man sich von weltanschaulichen, oft esoterisch angehauchten, Vorstellungen nicht abhalten lassen sollte, die Wirkung auszuprobieren, was im Übrigen auch für die Wissenschaft gilt.

Transgenerationale Weitergabe von Traumata

Einige Worte noch zu transgenerationalen Aspekten. Was ist das überhaupt? Kurz gesagt erlebt man Gefühle, manchmal auch in Form von Träumen, die nicht zu einem selbst gehören, sondern von vorausgegangenen Generationen weitergegeben wurden, und zwar deshalb, weil sie dort nicht verarbeitet und bewältigt wurden. Man erlebt beispielsweise Ängste vor Flucht und Vertreibung, die man nicht der eigenen gegenwärtigen oder vergangenen Situation zuordnen kann. Im eigenen Verhalten kann sich das ebenso widerspiegeln. Dann werden unbewusst Erfahrungen wiederholt wie beispielsweise die der Abwesenheit des Vaters, die nun mit dem eigenen beruflichen Überengagement korrespondiert und am Ende zum gleichen Ergebnis führt: die eigenen Kinder nicht wirklich ins Leben zu begleiten. Auch der Umgang mit Essen ist nicht selten ein transgenerationales Thema, „vererbt" von den Nachkriegsgenerationen: nichts wegwerfen zu können, den Teller unbedingt leer essen zu müssen, sich etwas nicht zu gönnen etc.

Schaut man in die Familiengeschichten, stößt man dann zum Beispiel auf eine nie thematisierte traumatische Fluchtgeschichte eines Elternteils oder das vaterlose Aufwachsen in der Nachkriegszeit, was im Übrigen häufig war. Der Altersforscher und Psychoanalytiker Hartmut Radebold[36] hat sich sehr ausführlich und ehrlich sich selbst gegenüber mit dieser Thematik beschäftigt. Bei weitergegebenen Gefühlen fühlt man das, was andere eben nicht zu fühlen in der Lage waren. Oder man stellt fest, dass Gefühle grundsätzlich ein schwieriges, unbekanntes Terrain sind, das man kaum zu entschlüsseln vermag. Eindrucksvoll in Erinnerung ist mir von Radebolds Erfahrungen sein Spielen mit den Kindern. Es war ihm einfach nicht möglich, unbeschwert herumzutoben. Das entdeckte seine Tochter aber erst, als sie andere Väter dabei beobachtete, was zu einer schmerzhaften und letztlich heilsamen Auseinandersetzung Hartmut Radebolds mit seinen Kindern führte.

Transgenerationale Weitergabe erfolgt auf unterschiedlichen Ebenen: Erziehungsstile sind meist geprägt von den eigenen Erfahrungen, die wiederum oft noch auf althergebrachten Erziehungsmethoden basieren. Bis in die 1980er Jahre waren Ratgeber wie der von Johanna Haarer – der von der Erziehungstradition des Nationalsozialismus und der schwarzen Pädagogik geprägt ist[37] –, für viele Mütter in Deutschland eine wichtige Orientierung und haben Generationen beeinflusst. Noch heute halten sich Befürchtungen bei jungen Müttern – oder sie bekommen es von älteren Generationen zu hören –, Babys zu „verwöhnen", wenn man ihren Bedürfnissen unmittelbar nachkommt. Empfehlungen wie die von Haarer, Kinder keinesfalls zu „verzärteln" und sie ruhig schreien zu lassen, damit sich keine kleinen Tyrannen aus ihnen entwickelten, trugen (und tragen) nicht selten zu einer frühen Verunsicherung in Bindung und Halt bei. Dabei brauchen Kinder gerade in den ersten Lebensmonaten die Sicherheit, dass eine vertraute Bezugsperson anwesend und verfügbar ist, die ihre Bedürfnisse zu entschlüsseln hilft (Hunger, Müdigkeit, Bauchweh, Unruhe, Alleinsein etc.) und entsprechend befriedigt. „Das hat nichts mit Verwöhnung zu tun", erklärt der Kinder- und Jugendpsychiater Karl Heinz Brisch, der unter anderem ein Training für Eltern entwickelt hat, die Bedürfnisse ihrer Kinder feinfühlig wahrzunehmen und darauf einzugehen, „Ein Säugling ist schlicht überfordert, seine Gefühle (etwa Ängste beim Einschlafen) alleine zu regulieren – er lernt dies nur, indem eine vertraute Person ihm zunächst dabei hilft."[38]

Die Bindungsforschung beschreibt die Fähigkeit eines Menschen, sich auf andere einzulassen und zu binden. Sie wird in den prägenden Beziehungen der frühen Kindheit, also den ersten Lebensjahren, erlernt, und ist nur mühsam veränderbar. Ist die Eltern-Kind-Beziehung von ausreichender Feinfühligkeit geprägt, entwickelt sich eine sichere Bindung, die sich darin äußert, neugierig auf die Welt zuzugehen, weil es einen sicheren Hafen gibt. Bindungssicherheit, die sich über Zuwendung und Feinfühligkeit entwickelt, vermittelt sich an die eigenen Kinder, an denen man schon im ersten Lebensjahr erkennen kann, wie ihre Bezugspersonen mit ihnen umgegangen sind. Sind die Bindungserfahrungen hingegen unsicher, wechselhaft oder gar chaotisch und traumatisierend, entwickelt sich auch eine entsprechend brüchige Bindungsfähigkeit. Mit dieser fällt es wesentlich schwerer, gute Beziehungserfahrungen zu machen und selbstsicher durchs Leben zu gehen.

Wer nicht die eigene Biographie und Bindungserfahrungen gut reflektiert, steht in der Gefahr, sie zu wiederholen und die eigenen Muster an die nachfolgende Generation weiterzugeben. Das geschieht verbal und nonverbal, zum Beispiel durch widersprüchliche Signale, die unbewusst durch Gesichtsausdruck und Körpersprache gegeben werden. Deshalb kann Hilfe nicht früh genug ansetzen. So zeigte sich beispielsweise bei Schwangeren und jungen Müttern, die selbst sexualisierte Gewalt in der eigenen Kindheit und häusliche Gewalt während der Schwangerschaft erlebt hatten, ein unsicher-vermeidender Bindungsstil des Kindes im Alter von zwölf Monaten. Schwerer psychischer Stress der Mutter während der Schwangerschaft stand im Zusammenhang mit unsicher-ambivalenter Bindung des Kindes nach dem ersten Lebensjahr.[39]

Auch Geheimnisse und Schweigegebote entfalten eine oft verheerende Dynamik. Bis in die genetischen Informationen hinein geschieht diese Weitergabe. Die epigenetische Forschung kann mittlerweile gut belegen, dass durch psychosozialen Stress ausgelöste Ablesemuster auf den Genen auf die folgenden Generationen weitergegeben werden. So weisen laut einer niederländischen Studie beispielsweise selbst die Enkelkinder der im letzten Kriegswinter Geborenen bis heute die gleichen Risikoprofile auf wie ihre Großeltern.[40]

Die gute Nachricht ist: Psychotherapie, die ja letztlich neue Erfahrungen ermöglicht – die man genauso gut auch in anderem Kontext ohne sie machen kann –, verändert epigenetische Muster. Und so kann es notwendig sein, dass ich mich heute um die unerledigten Gefühle meiner Vorfahren kümmern muss. Das mag zunächst ungerecht erscheinen, man könnte es aber auch als eine Form von Verbundenheit verstehen, eine Verbundenheit eben auch mit dem Leid von damals, das ich heute helfen kann zu lindern! Hilfreich kann dabei die Überlegung sein, welche Möglichkeiten die vorigen Generationen zur Verarbeitung ihrer Traumata hatten. Wer unter fortwährendem toxischem Stress stand, zum Beispiel während einer Fluchterfahrung, oder unter Entbehrungen der Nachkriegszeit litt durch Armut, Hunger oder Verlust eines Elternteils, hatte dazu kaum Gelegenheit. Und machen wir uns bewusst, die Richtlinien Psychotherapie als Leistung der Krankenkassen gibt es erst seit 1967, nicht zu reden von dezidierter Traumatherapie, die bis heute leider nicht flächendeckend verfügbar ist. Die Traumatherapeutin Katharina Drexler beschreibt in ihrem Buch *Ererbte Wunden heilen* (2017), wie dies mit der Methode des EMDR (Eye Movement Desensitization and Reprocessing, auf Deutsch: Desensibilisierung und Verarbeitung durch Augenbewegungen) gelingen kann. Hierbei handelt es sich um eine wissenschaftlich mittlerweile gut belegte Traumaexpositionstechnik, die mithilfe bilateraler Stimulation zu einer deutlichen Entlastung von traumabedingtem Stress und belastenden Bildern beitragen kann. Dies geschieht dadurch, dass der Therapeut oder die Therapeutin die Finger auf bestimmte

Weise vor den Augen der Betroffenen rasch hin und her bewegt, während diese sich nochmals auf möglichst vielen Sinnesebenen in die traumatische Szene hineinversetzen. Dies führt dazu, dass das Gehirn einen bisher fehlenden Impuls bekommt, das Geschehene heute neu zu verarbeiten, und sich die Erinnerungen dadurch neu sortieren können. Hinschauen und Reden helfen, Licht ins Dunkle zu bringen. Nur dort, wo Licht ist, können wir uns orientieren.

Teil 2

Was gegen Angst hilft

4. Ankommen statt Weg-von-hier

> Das ist das Land, nach dem ich mich so sehne,
> das mir durch Kopf und Körper schwimmt,
> mein Sterbenswort und meine Lebenskantilene,
> dass jeder jeden in die Arme nimmt.
> HANNS DIETER HÜSCH[41]

Unser Lebensgefühl ist meist geprägt von permanenter Beschleunigung, von Hetze, Zeitdruck und von einer Art Zwang nach mehr. Durch die gegenwärtigen Krisen hat sich der Eindruck verfestigt, nicht mehr mitzukommen, aber zugleich den Ausstieg nicht zu finden. Die Schriftstellerin Juli Zeh beschreibt genau dieses Lebensgefühl in ihrem Roman *Über Menschen* sehr anschaulich:

> Man beendet ein Projekt, um gleich darauf das nächste anzufangen. Für eine Weile glaubt man, das aktuelle Projekt sei das Wichtigste auf der Welt, man tut alles dafür, um es rechtzeitig und so gut wie möglich zu beenden. Nur um dann zu erleben, wie alle Bedeutung im Moment der Fertigstellung kollabiert. Gleichzeitig beginnt das nächste, noch wichtigere Projekt. Es gibt kein Ankommen. Streng genommen gibt es nicht mal ein Weiterkommen. Es gibt nur Kreisbahnen, auf denen sich alle bewegen, weil sie Angst vor dem Stillstand haben. Inzwischen hat fast jeder heimlich verstanden, dass das sinnlos

ist. Auch wenn man ungern darüber spricht. Dora sieht es in den Augen ihrer Kollegen, im tief verunsicherten Blick. Nur Neueinsteiger glauben noch, man könne „es" schaffen. Dabei ist „es" unschaffbar, weil „es" die Gesamtheit aller denkbaren Projekte darstellt und weil in Wahrheit nicht das Eintreffen, sondern das Ausbleiben des nächsten Projekts die größte anzunehmende Katastrophe wäre. Die Schaffbarkeit von „es" ist die Grundlüge der modernen Lebens- und Arbeitswelt. Ein kollektiver Selbstbetrug, inzwischen lautlos zerplatzt.
Seit diese Erkenntnis in die U-Bahn-Schächte der Metropolen eingesickert ist und an jedem Kaffeeautomaten, in jedem Fahrstuhl, auf jeder Etage der Bürotürme heimlich umgewälzt wird, bekommen die Menschen Burn-out. Gleichzeitig dreht sich das Rad immer schneller. Als könnte man der Unsinnigkeit des Rennens durch Schneller-Rennen entkommen.[42]

Diese Art unseres Weltbezugs hat viel mit unseren inneren Motivations- und Handlungssystemen zu tun,[43] die uns wie bereits erwähnt schon viele Millionen Jahre länger begleiten als unser logisches Denken und planvolles Handeln. Der wohl älteste Teil unseres Motivationssystems dient der Abwehr von Gefahr und Bedrohung, die ja stets mit Befürchtungen und Ängsten als Warnsignalen einhergehen, und löst die bekannten Überlebensmechanismen von Kampf, Flucht oder Totstellen (Erstarren) aus.

Zwei weitere Motivationssysteme spielen für uns ebenso eine Rolle. Das eine lässt uns aktiv und handelnd auf das Leben zugehen und bewegt uns dazu, etwas zu wagen, etwas Neues zu entdecken und auszuprobieren – genau das macht die schon zitierte Kinderbuchfigur Ronja Räubertochter, indem sie die Umgebung der heimatlichen Mattisburg trotz aller Gefahren zu erkunden beginnt und jeden Tag weitere Streifzüge in den Wald unternimmt, bis sie schließlich „so geschmeidig und stark und furchtlos wie ein gesundes kleines Tier"[44] wird.

Dieses Motivationssystem aktiviert Ressourcen, geht in der Regel mit Freude und vielleicht sogar Begeisterung einher und trägt dazu bei, am Leben teilzunehmen. Es ist also durchaus sinnvoll, sich auch im Umgang mit Ängsten dieses Motivationssystem zunutze zu machen. Denn es kann uns helfen, der Angst etwas entgegenzusetzen, nach Alternativen Ausschau zu halten und genau die Ressourcen zu aktivieren, die wir benötigen, um uns mit den unangenehmen Gefühlen wie Ängsten auseinanderzusetzen. Diese Kraft hilft uns dabei, Unterstützung zu suchen und Hilfe in Anspruch zu nehmen. So arbeitet auch Motivationscoaching genau damit, wenn positive Zielformulierungen erarbeitet und diese als Annäherungsziele stimmig visualisiert werden, anstatt sich mit dem zu beschäftigen, was stört und was man möglichst vermeiden will – die sogenannten Vermeidungsziele, wie schon zu Beginn des Kapitels „Angst als Hinweis auf Zurückliegendes" angesprochen. Interessanterweise holt man sich versteckte Vermeidungsziele mit vagen Formulierungen im Komparativ („ich möchte mehr, weniger, besser ...") als blinde Passagiere an Bord. Warum? Weil in solchen Formulierungen immer anklingt, dass etwas nie gut ist, nie genug, dass immer noch eine Verbesserung möglich ist oder lockt.

Das dritte Motivationssystem schließlich hilft uns dabei, dort wirklich anzukommen, wo wir sind. Es entreißt uns den kraftzehrenden Bewegungsrichtungen der beiden Erstgenannten, dem „Nichts-wie-weg" aus Bedrohung und Angst und dem „Unbedingt-hin", welches nicht selten ebenfalls zu der eingangs des Kapitels beschriebenen Rastlosigkeit und Zeitnot führen kann. Das Ankommen und Zufriedensein mit dem, was ist und wie es ist, ist dem Einkehren in einen sicheren Hafen vergleichbar. Es ist mit Gefühlen von Zufriedenheit und nicht selten auch Dankbarkeit verbunden. Es vermittelt uns die Erfahrung, dass vieles schon längst gut ist, dass ich mir und anderen nichts mehr beweisen muss.

Genau dieses Ankommen und Loslassen von Zielen im Gegensatz zur Rastlosigkeit und Zielfixiertheit der ersten beiden Motivationssysteme beschreibt Hermann Hesse in seinem Gedicht „Glück" (1907):

Solang du nach dem Glücke jagst,
bist du nicht reif zum Glücklichsein,
und wäre alles Liebste dein.

Solang du um Verlornes klagst
und Ziele hast und rastlos bist,
weißt du noch nicht, was Friede ist.

Erst wenn du jedem Wunsch entsagst,
nicht Ziel mehr noch Begehren kennst,
das Glück nicht mehr mit Namen nennst,

Dann reicht dir des Geschehens Flut
nicht mehr ans Herz – und deine Seele ruht.[45]

Wer stets einer bestimmten Vorstellung von Glück hinterherjagt, ist mit seinen Gedanken nur auf Zukünftiges gerichtet. Er folgt der Motivation des „Unbedingt-hin", ist dabei mit seiner Aufmerksamkeit aber nie im Hier und Jetzt und verpasst damit das Glück im gegenwärtigen Augenblick. Gleiches gilt für das Hadern mit der Vergangenheit, um „Verlorenes klagen": Eine Ausrichtung auf die Vergangenheit ist verlorene Energie, da sie nun einmal nicht mehr änderbar ist. Erst das Loslassen von Wünschen und Zielen stillt die innere Rastlosigkeit. Wer auf diese Weise in sich selbst ruht, hat auch die Resilienz, das Weltgeschehen, „des Geschehens Flut", auszuhalten.

Schon die griechischen Philosophen wie beispielsweise Sokrates und Aristoteles beschäftigten sich mit der Frage des guten, gelingenden Lebens; eine Haltung, die *Eudaimonie* genannt wurde: von *eu* „gut" und *daimon* „Geist". Gemeint ist damit eine Einstellung, die den Blick wohlwollend auf das Erreichte und Gute im eigenen Leben richtet, mit einer Selbstgenügsamkeit, die frei von Verlangen und Streben nach sonstigen Zielen und Zwecken ist – „nicht Ziel mehr noch Begehren kennt", um Hesses Worte noch einmal aufzugreifen. Kennzeichen eines solchen „guten Lebens" ist, dass das

Glück nicht von äußeren Faktoren abhängig gemacht wird, sondern autark ist, man es durch die entsprechende richtige Lebensführung in sich selbst findet. Nach Aristoteles ist die Eudaimonie dadurch das höchste aller Ziele, das Erlangen des eigentlich Guten. Das hat auch einiges mit dem Aspekt der Schönheit zu tun, mit der wir uns später noch ausführlicher beschäftigen werden.

Interessanterweise ist dieses Gefühl der Selbstgenügsamkeit tatsächlich eines, das mit zunehmendem Lebensalter immer wichtiger und zentraler wird.[46] Wissenschaftliche Untersuchungen weisen nach, dass Menschen ab etwa Mitte fünfzig immer zufriedener mit ihrem Leben werden. Dies gilt erstaunlicherweise auch, wenn körperliche und geistige Einschränkungen das Leben beschwerlicher machen. Selbst Menschen mit Demenz bestätigten dies in einer Studie mit Hochbetagten an der Universität Heidelberg.[47] Die Wissenschaft spricht von einem Zufriedenheitsparadoxon: Obwohl es mit zunehmendem Alter immer mehr Gründe zum Klagen gäbe, trifft dies im statistischen Mittel genau nicht zu!

Wenn wir es also schaffen, mehr auch auf das zu blicken, was gerade gelingt, was in unserem Leben funktioniert, was wir an Fähigkeiten und Stärken entwickelt haben, mit anderen Worten, was im Grunde gut ist und wofür wir dankbar sein können, dann stellt sich dieses Gefühl der Selbstgenügsamkeit und Zufriedenheit ein. Nicht mehr „müssen", sondern „können" ist die eine Seite der Medaille, die andere zeigt sich in einem Mehr an „Wir" als an „Ich". Denjenigen, die auf diese Weise bei sich angekommen sind, gelingt es auch eher, „ihre Erwartungen den Umständen anzupassen", wie es Mediziner und Neurowissenschaftler Tobias Esch schreibt.[48] Und genau das macht uns resilienter gegenüber Ängsten! Wer auf die Habenseite schaut, setzt der Angst immer schon etwas entgegen. Man könnte auch sagen, dass man dadurch die Muskelkraft der Seele stärkt. Und starke Muskeln vermitteln Selbstbewusstsein, Haltung und Durchsetzungsvermögen, also Fähigkeiten, die man im Umgang mit Ängsten bestens brauchen kann. Dabei geht es nicht darum, die Herausforderungen und Gefahren zu leugnen oder Belastendes, Sorgen und Probleme auszublenden, sondern ihnen mit Kompetenz zu begegnen.

Was uns dabei helfen kann, lässt sich recht gut beschreiben mit dem Bild eines Trichters, durch den wir schauen. Da unser Gehirn naturgemäß einem Konstruktionsfehler unterliegt, nämlich dem, zuallererst und rasend schnell das Negative und Problematische zu sehen – was, wie schon gezeigt, in der Evolutionsgeschichte überlebenswichtig war –, lohnt es sich, sozusagen den Trichter umzudrehen. Üblicherweise schauen wir mit einem verengten Blick wie von oben durch den Trichter auf ein Problem. Und so kommt es, dass wir durch diese eingeschränkte Perspektive manchmal nichts anderes mehr erkennen als Probleme und Schwierigkeiten. Diese fatale Verzerrung hat erhebliche Auswirkungen auf unser Lebensgefühl und wird so zum Einfallstor für Sorgen und Ängste.

Gelingt es uns stattdessen, den Trichter umzudrehen, passiert etwas Bemerkenswertes. Das Problem besteht unverändert fort. Gleichzeitig allerdings wird vieles drum herum sichtbar, was wir vorher überhaupt nicht wahrgenommen haben. Das kann so weit gehen, dass das Problem wie bei einer optischen Täuschung kleiner erscheint, auch wenn dies gar nicht der Fall ist. Den Trichter umzudrehen hilft dabei, den Blick auf die Haben- statt auf die Sollseite zu richten. Nicht selten verhilft diese Erweiterung der Sichtweise dazu, mit Problemen und Belastungen kreativer umzugehen und neue Lösungswege überhaupt erst zu entdecken. Eindrucksvoll belegt diese Perspektiverweiterung folgende Untersuchung: Menschen wurden in zwei Gruppen aufgeteilt und danach gefragt, wie glücklich und zufrieden sie sich im Hinblick auf ihr gesamtes Leben einschätzen. Die eine Gruppe ließ man vor der Befragung – scheinbar zufällig, was selbstverständlich beabsichtigt war – eine 10-Cent-Münze finden, die anderen nicht. Diese kleine Perspektivverschiebung beeinflusste die Antworten signifikant. Menschen, die sich durch das Auffinden einer 10-Cent-Münze wie ein Glückspilz fühlten, bewerteten in diesem Moment ihr gesamtes bisheriges Leben positiver!

Folgende Fragen können Ihnen helfen, die Perspektive zu verschieben und den Trichter umzudrehen:
- Wo fühle ich mich in meinem Leben angekommen?
- Woran merke ich das?
- Wo in meinem Körper spüre ich das und wie fühlt sich das an?
- Was kann ich gut?
- Wo sehen Bekannte, Freunde und Freundinnen meine Stärken und Fähigkeiten?

- Was ist mir zuletzt gelungen? In einem Gespräch, beim Kochen, Basteln oder Sport, in den Dingen des Alltags? Denken Sie dabei möglichst an die kleinen, unscheinbaren Dinge, die niemals in einer Zeitung stehen werden.
- Wobei verspüre ich Freude oder Begeisterung? Folgen Sie dieser Spur möglichst häufig. In diesem Modus lernt unser Gehirn am schnellsten und liebsten.

Die aus meiner Sicht extrem hilfreiche HEAL-Methode von Rick Hanson[49] trägt dazu bei, dieses Positive, dieses „Trotz-allem" in unserem Gehirn nachhaltiger zu verankern.

Have a good experience: Im ersten Schritt geht es darum, sich positive Erlebnisse, am besten aus der näher zurückliegenden Vergangenheit, ins Bewusstsein zu rufen.

Enrich it: Im zweiten Schritt werden diese Erlebnisse mit inneren Sinnesqualitäten angereichert. Dazu tauche ich innerlich noch einmal in das positive Erlebnis ein, wie zum Beispiel in eine schöne Urlaubserinnerung. Vielleicht hilft ein Foto, vielleicht ein Musikstück, vielleicht der Geschmack einer Speise oder eines Getränks. Ist mir dies gelungen, vertiefe ich dieses Erleben noch weiter:

Absorb it: Ich nehme es sozusagen intensiv unter die Lupe. Dabei kann es hilfreich sein, es aufzuschreiben oder jemandem ausführlich zu erzählen. Das Weitererzählen oder Aufschreiben einer solchen Erinnerung trägt zum inneren Größerwerden der damit verbundenen positiven Gefühle bei. Und genau darum geht es: Denn je mehr positive Eindrücke ich sammele, desto weniger negative haben in meinem Inneren Platz! Hanson benutzt das Bild eines Eimers: Wenn dieser mit genügend positiven Erfahrungen angefüllt ist, passen nicht mehr so viele negative hinein!

Link it: Das L steht schließlich für einen inneren oder äußeren Transfer zu Belastungen wie Ängsten. Also den Versuch, mit der soeben reaktivierten positiven Erfahrung aus meinem eigenen Leben – man könnte auch sagen mit dem umgekehrten Trichter – und so mit einem frischen Blick auf jene zu schauen.

5. Freundschaft mit sich selbst schließen

> Positive Gefühle haben mindestens zwei erwähnenswerte Eigenschaften:
> sie fühlen sich gut an und
> sie reichen über das Individuum hinaus.
> CHRISTOPHER GERMER[50]

Für einen konstruktiven Umgang mit Ängsten ist eine freundliche Grundhaltung hilfreich, ja sogar wesentlich. Meist erlebe ich das Gegenteil: Betroffene lehnen sich selbst oder zumindest die ängstliche Seite in sich ab, weil sie sie für ein Zeichen von Schwäche oder Versagen halten. Leider ist diese Haltung immer noch weitverbreitet. Sie zeigt sich zum Beispiel darin, dass angehende Beamtinnen und Beamten durch staatliche Vorgaben und Richtlinien psychotherapeutische Begleitung entweder meiden oder aus eigener Tasche bezahlen, weil sie sonst Gefahr laufen, nicht verbeamtet zu werden. Dabei müsste es genau umgekehrt sein: Wer sich um seine seelische Gesundheit beizeiten kümmert, sollte dabei unterstützt und gefördert werden.

Ebenso wichtig wäre es, ein Fach Psychoedukation zur seelischen Gesundheit und Förderung von Resilienz in den Kanon der Schulfächer aufzunehmen und dort unter anderem zu vermitteln, wie man gut für sich selbst sorgt und dass es ein Zeichen von Stärke und seelischer Gesundheit ist, sich bei Bedarf Hilfe zu suchen und diese anzunehmen. Was sind häufig Folgen der mangelnden Kompetenz auf diesem Gebiet? Nicht nur anderen gegenüber verschweigt man gerne die vermeintlichen Schwächen, auch sich selbst gesteht man sie nicht zu und tut alles dafür, sie zu verbergen. Wenn dazu, wie bereits erwähnt, die gängigen Ablenkungsmanöver in Form von Alkohol, Drogen oder Medien- oder sonstigem Konsum eingesetzt werden, kommt es nicht selten zu zusätzlichen Problemen. Was es stattdessen braucht, ist ein freundlicher Umgang mit sich selbst, der es ermöglicht, Freundschaft mit sich und seinen Ängsten zu schließen.

Ängste verhalten sich in der Regel wie ungebetene Gäste: Sie klopfen oder klingeln nicht, sondern dringen gleich mit Sack und Pack in unsere Wohnung ein und machen sich im Wohnzimmer breit, dort, wo wir uns am liebsten aufhalten. Sie rauszuwerfen, haben wir vergeblich versucht. Mit einer Hartnäckigkeit und Penetranz nehmen sie immer mehr Raum ein, je stärker wir sie missachten oder gar beschimpfen. Es gibt nur einen Weg, mit ihnen „ins Geschäft" zu kommen: Wir müssen uns ihnen freundlich zuwenden, uns für sie interessieren und das Gespräch mit ihnen suchen. Dann, so meine Erfahrung, werden sie sich schließlich mehr und mehr ins Gästezimmer zurückziehen, wo sie nicht immer die Szenerie beherrschen und von wo sie irgendwann auch wieder weiterziehen werden. Das geht nur freundlich und zugewandt und nicht abweisend oder gar ablehnend. In letzter Konsequenz bedeutet das, da es sich ja bei den Ängsten um Teile von uns handelt, mit uns selbst Freundschaft zu schließen.

Wie klingt das für Sie, Freundschaft mit sich selbst zu schließen? Ich habe schon häufig die Erfahrung gemacht, dass viele meiner Patientinnen und Patienten sich damit schwertun. Warum ist das so? Oft hat dies mit frühen Lebenserfahrungen zu tun, aus denen sich Glaubenssätze entwickelt haben wie: „Nimm dich nicht so wichtig", „Erst die Arbeit, dann das Vergnügen", „Stell dich nicht so an", „Reiß dich zusammen", „Jungen weinen nicht" etc. Derartige Überzeugungen sind nicht nur weitverbreitet, sondern auch höchst wirkungsvoll. Denn sie sind früh gelernt, sozusagen in unserer Grundausbildung, die in der Kindheit stattgefunden hat. Wenn wir oft genug mit solchen Sätzen konfrontiert wurden oder uns auch nonverbal zu verstehen gegeben wurde, dass wir nicht wichtig sind oder gar lästig und ungeliebt, dann ist es mehr als verständlich, wenn diese Überzeugungen bis heute in uns Bestand haben und Wirkung entfalten.

Warum aber werfen wir solche Glaubenssätze nicht spätestens im Erwachsenenalter über Bord, wenn wir endlich der Umklammerung der Kindheit und Jugend entkommen sind? Hierfür gibt es mindestens drei handfeste Gründe: Imitation, Loyalität und Unwissenheit. Das bedeutet erstens, dass wir uns als Kinder wie selbstverständlich zunächst an unseren engsten Bezugspersonen orientieren, wir verinnerlichen deren Denken und Handeln und setzen es schließlich auch dann fort, wenn diese Personen in unserem Leben längst nicht mehr gegenwärtig sind. Häufig sogar über deren Tod hinaus. Das wiederum hat zweitens mit Loyalität zu tun, einer überlebenswichtigen Fähigkeit, sich an die engsten Bezugspersonen zu binden, ungeachtet wie sie sind und wie sie sich uns gegenüber verhalten. Drittens schließlich wirken solche Grundüberzeugungen unbewusst und es dauert, bis sie an die Oberfläche unseres Bewusstseins gelangen. Nur dort können wir sie überhaupt verändern.

Jetzt könnte man meinen, dass ein Kind in einer belastenden, vielleicht traumatischen Umgebung alles daransetzt, innerlich nichts damit zu tun zu haben. Das Gegenteil ist allerdings der Fall, und das aus gutem Grund. Da ein Kind vollkommen abhängig von seinen Bezugspersonen ist, kann es in einer solchen Umgebung nur überleben, wenn es sich anpasst, sich sozusagen den Peinigern unterwirft, wenn es akzeptiert und glaubt, was diese über es sagen oder wie sie es behandeln. Dies führt häufig dazu, dass die Aggression des Täters oder der Täterin besänftigt wird, was somit letztlich dem eigenen Schutz und Überleben dient. Solche Glaubenssätze sind also auf eine bestimmte Weise „Geburtshelfer" in das Leben, in das man hineingeboren wurde. Was derart früh gelernt wurde, hat sich sozusagen in die DNA unseres Handelns eingebrannt. Wir denken gar nicht mehr darüber nach, sondern es geschieht wie von selbst. Gleichzeitig kann es passieren, dass eigene unerträgliche Gefühle oder Handlungsimpulse abgespalten werden, weil sie zu diesem Zeitpunkt nicht integrierbar waren. Man spricht dann von Dissoziation.[51]

Lässt sich dies im späteren Leben dann überhaupt noch korrigieren? Die gute Nachricht ist: Ja, das ist möglich, auch weil unser Gehirn sich flexibel immer wieder Veränderungen anpasst und neue synaptische Verbindungen zu knüpfen in der Lage ist, die dann auch das Denken und Handeln positiv beeinflussen. Die Einschränkung lautet: Einfach ist es nicht. Genau das hört man allerdings nicht selten in gut gemeinten Ratschlägen von Freunden oder Freundinnen und manchmal auch in Fachkreisen frei nach dem Motto: „Sieh's doch einfach anders."

Veränderung gelingt immer nur dann, wenn uns etwas bewusst wird. Dies ist keineswegs selbstverständlich, da diese früh gelernten Glaubenssätze eben in der Regel unbewusst wirksam werden. Es geht also zunächst darum, etwas verborgen in mir Ablaufendes sozusagen aus dem Dunkeln ins Licht zu holen. Im Licht kann dann Veränderung geschehen, wenn das alte Muster auf eine neue Erfahrung stößt und es dadurch zu einer Irritation kommt, deren „Wahrheit" dann neu abgespeichert wird.

Das erinnert mich an die Parabel von James Aggrey über den „Adler, der nicht fliegen wollte": Der Adler wurde als Nestling von einem Bauern gefunden und mitgenommen in dessen Hühnerhof. So wuchs der junge Adler unter Hühnern auf und war davon überzeugt, selbst ein Huhn zu sein. Ein naturkundlich interessierter Wanderer, der dies eines Tages mitbekam, wollte mit dem Einverständnis des Bauern den Adler von seiner wahren Natur überzeugen. Dies gelang ihm mit viel Geduld und Ermutigung. Mehrmals stieg er mit dem Adler auf einen hohen Berg, damit dieser seine Adlernatur spüren sollte. Immer wieder sprang ihm der Adler aus den Armen und fing am Boden an zu picken wie ein Huhn. Schließlich aber begann er seine Flügel auszubreiten, den Wind zu spüren und das Wagnis einzugehen, jemand anderes zu sein. Möglich wurde dies, weil der Adler mit freundlicher und wohlwollender Unterstützung eines Gegenübers aus dem vertrauten Hühner-Muster ausgebrochen war und die alten Gewohnheiten zurückließ. Und nicht zuletzt: weil er es irgendwann ausprobierte, also ins Handeln kam. Ein solch freundliches Gegenüber können wir uns übrigens auch selbst sein. Hans Christian Andersens Märchen „Das hässliche Entlein" erzählt eine ähnliche Geschichte.[52] Der kleine Schwan, der unter Enten aufwächst und von ihnen als hässlich verspottet und gepiesackt wird, folgt lange seinem verinnerlichten Glaubenssatz „Ich bin so hässlich, dass mich niemand haben will" und glaubt sich deswegen verstecken zu müssen, bis er am Ende den Mut fasst, sich den anderen Schwänen zu zeigen, und dabei entdeckt, dass er selbst einer ist. Bei ihnen erfährt er dann das erste Mal ein Gefühl von Akzeptanz und Zugehörigkeit.

Ich selbst hatte lange daran geglaubt, handwerklich nicht sonderlich begabt zu sein, weil ich dafür kein Vorbild hatte und entsprechend nicht gefördert wurde. Davon war ich so lange überzeugt, bis Freunde mich beim Bau unseres Hauses an die Hand nahmen und mir zeigten, wie man Böden selbst verlegen kann, Regale herstellt oder eine Terrasse aufbaut. Seither traue ich mir handwerklich viel mehr zu und freue mich an dem Geleisteten.

Sind diese alten Glaubenssätze einmal bewusst geworden, kann es dann in einem zweiten Schritt möglich werden, neue Vorsätze zu formulieren, wie beispielsweise: „Das Nein zu anderen ist ein Ja zu mir." Oder: „Ich bin ein wertvoller Mensch, auch mir darf es gut gehen."

Es kann gut sein, dass sich hier Widerstand in Ihnen meldet. Das könnten Sorgen sein, zu einem egoistischen Menschen zu werden, andere zu enttäuschen oder gar zu verlieren. Das sind berechtigte Sorgen, die wir uns genauer anschauen sollten. Dass Menschen, die sich bisher für klein, unwichtig und wertlos gehalten haben, zu rücksichtslosen Egoisten werden, habe ich noch nie erlebt. Vielmehr geht es darum, wenigstens ein bisschen von dem eigenen Raum zurückzugewinnen, der Ihnen ungerechtfertigterweise durch frühe Erfahrungen genommen wurde.

Dass andere, die bisher vielleicht von Ihrem angepassten und selbstlosen Verhalten profitiert haben, mit Enttäuschung reagieren, ist zu erwarten. Es ist wichtig, sich damit zu beschäftigen. Als Arzt bin ich es gewohnt, dass Wirksames auch Nebenwirkungen haben kann. Im Rahmen von Psychotherapie und Beratung wird darüber kaum gesprochen. Die Enttäuschungen anderer Menschen allerdings sind genau solche zu erwartenden Nebenwirkungen. Man kann sich darauf wesentlich besser einstellen, sich Antworten überlegen oder Verhaltensweisen zurechtlegen, wenn man darauf vorbereitet ist. Immer wieder habe ich von Patientinnen und Patienten gehört, dass dies zwar ein schmerzhafter Prozess war, sich allerdings gleichzeitig herausgestellt hatte, wer es wirklich ernst mit ihnen meinte. Selbstverständlich kann es genauso gut passieren, dass man auf offene Ohren stößt und mit seinem Nein akzeptiert und vielleicht sogar unterstützt wird. Es ist eine wichtige Erfahrung menschlicher Entwicklung, dass Grenzen geachtet werden. Eine solche Reaktion wäre beispielsweise auch so eine Irritation alter Muster, wie oben angesprochen, die dann als neue, korrigierende Erfahrung abgespeichert werden und Veränderung bewirken kann. Vor allem eine neue emotionale Erfahrung in der Gegenwart, die die alte Erfahrung widerlegt oder ihr widerspricht – man nennt das Missmatch –, kann die Festplatte mit der alten Erinnerung überschreiben.[53]

An dieser Stelle müssen wir über eine weitere Nebenwirkung sprechen: das schlechte Gewissen. Ich habe an anderer Stelle schon ausführlich vom schlechten Gewissen als gutem Ratgeber gesprochen,[54] deswegen möchte ich es hier nur in Kürze zusammenfassen. Das sogenannte schlechte Gewissen ist sehr häufig Ausdruck der oben erläuterten frühen Beziehungserfahrungen, die uns vorgeschrieben haben, wie wir uns zu verhalten und wie wir zu sein haben. Wenn wir uns diesem Muster entgegensetzen, muss sich fast zwangsläufig das schlechte Gewissen melden. Aus dieser Sichtweise heraus muss dies allerdings kein Grund mehr sein, mich dem schlechten Gewissen zu unterwerfen. Vielmehr verweist es interessanterweise ja gerade darauf, dass ich vielleicht erstmals, vielleicht seit Langem wieder etwas für mich tue, dass ich Ja zu mir selbst sage. So betrachtet, kann das schlechte Gewissen zu einem Unterstützer, zu einem Hinweisschild für einen neuen, freundschaftlichen Umgang mit mir selbst werden. Wenn Ihnen diese Betrachtungsweise einleuchtet, müssen Sie keine Angst mehr vor einem schlechten Gewissen haben, Sie können sich vielleicht sogar irgendwann bei ihm bedanken.

Diese Sichtweise ist vor allen Dingen zu Beginn einer Veränderung hilfreich. Unser Gehirn braucht Wiederholungen, möglichst viele und möglichst über längere Zeit, damit sich neue Verhaltensweisen etablieren. Gelingt dies, wird auch das schlechte Gewissen irgendwann in den Hintergrund treten und an Bedeutung verlieren. Das braucht Zeit – und durchaus auch unterschiedlich lange, je nach eigener Vorgeschichte und Persönlichkeit –, ich finde, das sollte jeder und jede wissen. Schließlich orientiert sich unser Gehirn vorzugsweise an Vertrautem. Das gilt dummerweise auch für die destruktiven Muster und Verhaltensweisen, die wir meist sehr früh gelernt haben. Das Gehirn funktioniert in dieser Hinsicht nach dem Grundsatz: lieber das bekannte Unglück als das unbekannte Glück. Das liegt auch daran, dass Bekanntes und Vertrautes im Gehirn mit einer Dopaminausschüttung verbunden ist – unserem Belohnungshormon –, im Gegensatz zu Veränderungen, die erst einmal irritieren. Dennoch lohnt es sich, freundlich auf Veränderung zu setzen. Denn bei jedem gelungenen Schritt in eine neue Richtung wird im Gehirn genauso das Belohnungssystem aktiviert, wie wir schon in Zusammenhang mit den Motivationssystemen und Annäherungszielen gesehen haben.

Eine weitere Idee möchte ich Ihnen nahelegen: Beginnen Sie alten Glaubenssätzen und Überzeugungen zu widersprechen, so, als hätten Sie eine Freundin oder auch nur einen entfernten Bekannten vor sich. Warum verweise ich darauf? Wir alle tragen diesen Widerspruchsgeist in uns, dieses Gespür, das das Gegenüber braucht, wenn es sich klein, verletzlich und hilflos fühlt. Dieser freundliche Widerspruchsgeist führt dazu, dass wir unser Gegenüber ermutigen, vielleicht in den Arm nehmen, trösten und aufbauen. Kein auch nur einigermaßen feinfühliger Mensch wird einen Bekannten, der befürchtet, im morgigen Bewerbungsgespräch zu versagen, genau darin bestätigen. Vielmehr wird man freundlich widersprechen, die Kompetenzen und Stärken hervorheben und vielleicht auf frühere Erfolgserlebnisse verweisen. Nutzen Sie diese Kompetenz ab jetzt auch für sich selbst. Sie können innerlich einmal bewusst wahrnehmen und dann bewerten, was mit Ihnen jeweils geschieht, wenn Sie einerseits selbstkritisch, streng und vielleicht sogar erbarmungslos mit sich selbst sprechen und umgehen, und andererseits, wie es sich anfühlt, wenn Sie sich wohlwollend, ermutigend und freundlich mit sich selbst unterhalten. Spüren Sie Ihre Gefühle dabei genauso wie Ihre Körperreaktionen.

Selbstentwertung und -kritik beziehen sich meist auf die Vergangenheit, etwas, was mir passiert ist oder was ich getan oder versäumt habe: „Hätte ich doch nur (nicht) ..." Es ist vorbei und gleichzeitig durch die intensiven negativen Gefühle mir selbst gegenüber höchst lebendig, weil unser Organismus immer nur fühlt, was jetzt im Augenblick ist, und die entsprechenden Botenstoffe ausschüttet. „Selbstentwertung ist also einer der hinderlichsten inneren Prozesse und eine Barriere gegen Glück und Wohlbefinden", so der Wissenschaftler Paul Gilbert. „Sie geht gewöhnlich auf Enttäuschung über sich selbst und Angst zurück und stimuliert das System, das die Bewältigung von Gefahr und den Selbstschutz regelt."[55] Es wird also wieder die Stressreaktion aktiviert, die eigentlich für Gefahrensituationen zuständig ist – mit all den dazugehörigen Auswirkungen auf unseren Organismus und unser kognitives Denken. Der eigentliche Schutzmechanismus von Kampf, Flucht oder Erstarren wendet sich in einer Reaktion aus Selbstkritik, Selbstisolation und Selbstbezogenheit gegen uns selbst.[56] Das Ergebnis sind oft Minderwertigkeitsgefühle und häufig Rückzug. Ein vermutlich sehr vertrautes und weitverbreitetes Muster. Wenn ich darin verfangen bleibe, ist Veränderung nur schwer möglich.

Ginge es auch anders? Ja, denn niemand ist perfekt, ganz im Gegenteil, aber der Umgang damit ist entscheidend. Aus Fehlern zu lernen, sich zu korrigieren, stellt einen anderen Umgang mit sich selbst dar, als sich selbst abzuwerten. Dieser richtet sich auf die Zukunft und fokussiert auf Veränderung, Entwicklung und Wachstum. Die Grundhaltung ist die der Ermutigung und Verantwortungsübernahme. Dazu gehört auch, besser zu verstehen, was die Quelle der verletzten Gefühle ist, was hinter der Selbstentwertung und Scham steht, um sich dann bewusst freundlich, tröstend und mitfühlend diesen ungeliebten, unangenehmen Gefühlen, als einem wichtigen Teil von sich, zuzuwenden.

Eine erste Annäherung an dieses schwierige Thema der Selbstabwertung ist zunächst die Frage, wofür sie gut ist und wobei sie mir heute noch hilft, um dann darauf zu schauen, wo sie mich einschränkt und kleinmacht.

Woher stammt dieser kritische und abwertende Blick? Wer war der erste Kritiker oder die erste Kritikerin in Ihrem Leben? Hat sie oder er es gut mit Ihnen gemeint? Woran machen Sie das fest? Wenn dem anderen nicht Ihr Wohl am Herzen lag, können Sie die Kritik heute zurückweisen. Zum Beispiel, indem Sie etwas aufschreiben wie: „Ich glaube nicht, dass ich dir *(hier den Namen der Person einfügen, von der Ihnen diese Sätze angehängt wurden)* am Herzen gelegen habe, weil ..."[57] Sie können daraus auch einen Brief an die betreffende Person machen. Dabei geht es nicht darum, diesen auch abzuschicken, aber auf diese Weise können Sie Ihren Widerspruchsgeist stärken und lernen, mit sich selbst umzugehen wie mit einem Freund, einer Freundin oder Bekannten.

Es kann allerdings auch sein, dass Ihre Eltern – von ihnen stammen in aller Regel solche Grundüberzeugungen – es eigentlich gut meinten. Daraus können auch innere Antreiber wie vor allem Perfektionismus entstehen, frei nach dem Motto: „Streng dich an, damit es dir einmal besser geht als uns" oder „damit du uns stolz machst" und Ähnliches. Wenn eine eigentlich gute Absicht sich im Laufe des Lebens als einschränkend erweist, ist es hilfreich, zunächst das positive Motiv herauszustellen und zu würdigen. Erst dann kann ich mich davon verabschieden und zu einer neuen Haltung finden. Diese einzuüben, ist nie einfach, auf lange Sicht macht dies es Ihnen aber leichter, als mit Wut und Ablehnung gegen sich selbst im Bauch durchs Leben zu gehen.

Was braucht ein verletztes, ängstliches Kind? – Denn hier geht es genau um diesen verletzten kindlichen Anteil in uns. *Zuwendung, Trost, Mitgefühl und Freundlichkeit.* Auch wenn es schwer ist, sich das selbst zu geben, was wir anderen selbstverständlich gewähren, kann man das lernen. Dabei kann folgendes Vorgehen helfen:

- Bemerken, wie es mir gerade geht. Dabei hilft Achtsamkeit, durch die ich wahrnehme, was gerade in mir vorgeht. Erst wenn mir etwas bewusst wird, kann ich es überhaupt ändern.
- Mich entscheiden, ob jetzt ein guter Zeitpunkt ist, etwas daran zu verändern.
- Überprüfen, ob es sich mehr um alte Gefühle oder um aktuelle handelt. Dann kann ich überlegen, ob ich es heute anders sehe als damals.
- Aus einer solchen Haltung heraus gelingt es leichter, den alten Überzeugungen zu widersprechen wie einem bekannten Menschen, der so über sich denken würde. Meist wissen wir, wie wir unser Gegenüber ermutigen würden. Genau darum geht es auch uns selbst gegenüber.
- Ein weiterer Schritt ist hilfreich: mich mit guten Gefühlen verbinden. Wo in der letzten Woche ist mir Mitgefühl begegnet? Wie hat sich das angefühlt? Wo habe ich das gespürt? (Siehe das am Ende des vorigen Kapitels beschriebene Vorgehen mithilfe der HEAL-Methode.) Das ist deswegen bedeutsam, weil uns gute Gefühle offener für neue Lösungen machen, Kreativität anregen und Mut machen.
- Damit sich diese guten Gefühle nicht unbemerkt verflüchtigen, sollten wir sie wie unter einer Lupe vergrößern. Zum Beispiel, indem ich sie aufschreibe und weitererzähle. Unser Gehirn benötigt wenig Zeit, um etwas neu zu verankern, etwa fünfzehn Sekunden sollten wir dafür bei einer Sache verweilen. Wenn ich etwas aufschreibe oder weitererzähle, ist diese Zeitspanne leicht erfüllt.

- Schließlich ein Symbol wählen, das mich an das gute Gefühl erinnert, zum Beispiel einen Stein, den ich in der Hosentasche bei mir trage, um immer wieder an das gute Gefühl, für das er steht, erinnert zu werden.

Selbstmitgefühl ist übrigens etwas zutiefst Natürliches und hat nichts mit Egoismus oder Selbstbezogenheit zu tun. Wir haben es allerdings durch die beschriebenen Lebenserfahrungen oft vergessen oder gar nicht erst gelernt. Oder es versteckt sich mit umgekehrten Vorzeichen hinter Konsum, Süchten und Einsamkeit. Ich kenne keine Ausbildung von der Schule bis in Berufsbildung und Studium hinein, in der die Bedeutung von Selbstmitgefühl, oder auch andere Aspekte einer gesunden Psychohygiene, thematisiert würde. So findet kein Austausch darüber statt und demnach auch kein bewusster Umgang damit. Wir hatten bereits gesehen, dass wir uns für negative Gefühle – und Ängste sind in der Regel genau das – oft schämen und abwerten. Sie werden als Schwäche betrachtet, verbunden mit der Haltung, wenn wir uns nicht so anstellen würden, wäre es halb so schlimm. So wird Selbstkritik zur gängigsten Antwort auf Ängste. Dummerweise sprechen die Ängste darauf so überhaupt nicht an. Statt kleiner zu werden und zu verschwinden, passiert das Gegenteil.

Die nachfolgende Übung greift diese Zwickmühle auf und möchte Sie dabei unterstützen, von *entwertender Selbstkritik zu einem freundlichen Selbstmitgefühl* zu gelangen:[58]
- Nehmen Sie unangenehme und belastende Gefühle wahr. Das ist nicht so selbstverständlich, wie es auf den ersten

Blick klingt, denn negative Gefühle führen gerne ein subtiles Eigenleben im Untergrund: Irgendwie fühle ich mich nicht gut, vermag es aber noch nicht in Worte zu fassen und bin doch gleichzeitig davon in meiner Stimmung und damit auch meinem Handeln beeinflusst.

- Schreiben Sie sie auf. Dadurch werden sie greifbarer und konkreter. Das nimmt ihnen häufig schon die Spitze. Auf einmal wird mir klar: Aha, da nagt eine unbestimmte Angst in mir. Schauen wir mal, was dahintersteckt.
- Ist Ihnen Ihre Reaktion darauf vertraut? Ist damit eine Stimme aus der Vergangenheit verbunden? Wo spüren Sie das in Ihrem Körper? Atmen Sie bewusst dorthin oder/und halten Sie Ihre Hände an diese Stelle! Der Atem ist unser mächtigster Begleiter, er kann so manchen Knoten lösen.
- Erlauben Sie sich dann, Ihre Aufmerksamkeit auf ein Bild von Mitgefühl (zum Beispiel eine tröstende Geste) zu richten und lächeln Sie sanft dazu. Beziehen Sie nun Ihre unangenehmen Gefühle in das Mitgefühl ein. Wie feinfühlige Eltern, die ihr ängstliches Kind tröstend in die Arme schließen. Das geht auch mit sich selbst.
- Erinnern Sie sich an eine Situation, wo Sie zu anderen freundlich und mitfühlend waren, und lassen Sie diese mitfühlende Seite mit Ihnen selbst sprechen. Was könnte sie sagen? Damit greife ich die Tatsache auf, dass jede und jeder von uns weiß, wie wir mitfühlende Freundlichkeit und Wohlwollen anderen gegenüber aktivieren können.
- Nehmen Sie nun auch Ihr Denken wahr und erweitern Sie es um mitfühlende Gedanken. Es ist nicht Ihr Fehler oder Versagen, es geht vielen Menschen so wie Ihnen. Sie können heute damit beginnen, freundlich und mitfühlend mit sich zu reden und über sich zu denken. Wie hört sich mit-

fühlendes Denken an? Denn es ist tatsächlich so, dass unsere Gedanken eine enorme Kraft entfalten, weil sie unser Handeln bestimmen, und damit Grundlage für neue, korrigierende Erfahrungen ermöglichen.
- Verhalten Sie sich schließlich genauso: mitfühlend sich selbst gegenüber. Wie könnte das aussehen? Probieren Sie es aus, auch wenn es sich zuerst vielleicht eigenartig, komisch und fremd anfühlt. Das ist normal und ändert sich mit der Zeit.

Was könnte noch helfen? Beschäftigen Sie sich mit dem Prinzip *Freundlichkeit*. Vergegenwärtigen Sie sich Situationen mit Menschen, Tieren oder vielleicht der Natur, in denen Ihnen Freundlichkeit begegnet ist. Warum? Weil Freundlichkeit genau das ist, was wir benötigen, wenn wir mit Unangenehmem, dem bisher Vermiedenen, dem Schmerzhaften und Verletzten in uns in eine Beziehung treten möchten, die einen Unterschied zu den alten Mustern macht. Und weil unsere Gehirnaktivität unserer Aufmerksamkeit folgt. Wenn wir etwas bewusst oder unbewusst anbahnen, erhöhen wir die Wahrscheinlichkeit für sein Eintreten. Mit anderen Worten: Wenn wir uns mit Freundlichkeit und Mitgefühl beschäftigen, steigt die Wahrscheinlichkeit, diese in unserem Alltag zu entdecken und selbst mitfühlender und freundlicher zu sein. Das belegen unzählige Studien zur sogenannten Priming-Forschung. Weil uns alles, was uns umgibt und womit wir uns beschäftigen, primt, also geistig vorbereitet und sozusagen warm macht, können wir uns das in positiver Weise zunutze machen.

Bis heute trage ich eine Erinnerung in mir, die, obwohl vermeintlich klein und unbedeutend, unverändert wach in mir ein solches Erlebnis von Freundlichkeit hochhält. In einem amerikanischen Supermarkt kurz vor Ladenschluss um 22.00 Uhr fragte ich einen sichtlich abgearbeiteten Mitarbeiter, wo denn die Milch zu finden sei. Anstatt mir missmutig den Weg zu weisen, wandte er sich mir freundlich zu, fragte, wo ich herkomme und begleitete mich dabei bis zum Milchregal. Auch jetzt, wenn ich diese kurze Episode erzähle, taucht in mir ein Gefühl von Freundlichkeit auf, das mich lächeln lässt. Diese kleinen Erlebnisse zu sammeln wie die Maus Frederick in dem bekannten Kinderbuch von Leo Lionni[59] die Sonnenstrahlen, Farben und Wörter während des Sommers, damit sie in den kalten Wintermonaten das Herz erwärmen, scheint mir eine sinnvolle Beschäftigung.

Vor alldem erscheint es mir wichtig, anzuerkennen, dass Veränderungen oft harte Arbeit sind, und gleichzeitig, dass sie möglich sind und gelingen können, auch wenn sie nicht von jetzt auf gleich geschehen, sondern Zeit brauchen. Dafür ist der Blick auf das, was ich heute bewirken kann, und auf den nächsten kleinen Schritt eine Unterstützung.

Ein weiteres hilfreiches, mittlerweile auch wissenschaftlich gut untersuchtes Instrument, das uns dabei unterstützen kann, Freundlichkeit und Wohlwollen uns selbst gegenüber zu entwickeln, ist die *Metta-Meditation* aus dem Buddhismus.

Dabei formuliert man vier Wünsche für sich selbst in Form eines Rituals, möglichst zu einem festen Zeitpunkt, ein- oder zweimal täglich – beispielsweise als morgendliches Begrüßungsritual oder vor dem Einschlafen. Diese vier Wünsche lauten: „Möge ich sicher sein. Möge ich gesund sein. Möge ich glücklich sein. Möge ich in Liebe und mit Leichtigkeit leben." Wenn Sie eine für sich bessere Formulierung finden, nehmen Sie diese. Mir geht es mittlerweile so, dass ich mich in diese etwas altertümlichen Sätze gut fallen lassen kann.

Man findet weitere Varianten der Metta-Meditation, bei denen man andere Menschen in die Wünsche einschließt, je nach innerer Verfasstheit nahestehende oder neutrale Personen oder schließlich genau jene Mitmenschen, mit denen man es besonders schwer hat.

Ebenso kann man die Metta-Meditation mit einem Body-Scan verbinden, bei dem man sich schließlich ganz bewusst auf das eigene Herz konzentriert.

Die Metta-Meditation wird auch „Meditation des gütigen Herzens" genannt, weil das Herz in fast allen großen Kulturen als das emotionale Zentrum angesehen wurde. Unsere Sprache ist reich an diesem Wissen, so nehmen wir uns etwas zu Herzen, wir grüßen herzlich oder wir packen etwas beherzt an. Und genauso will auch die Metta-Meditation mit den vier Wünschen das Herz erreichen und zu Herzen gehen. Spannend an dieser Stelle ist, dass erst seit wenigen Jahren bekannt ist, dass die meisten Verbindungen des Vagusnervs (dem zehnten Hirnnerv, der für Beruhigung, Sicherheit und Verbundenheit zuständig ist) von den inneren Organen wie dem Herzen ins Gehirn führen und nicht umgekehrt. So wundert nicht, dass diese Meditation beruhigend wirkt.

6. Verbundenheit und Spiritualität

> Die Illusion der Trennung führte dazu,
> dass wir einerseits das Machbare heillos überschätzen
> und andererseits unterschätzen,
> was für Möglichkeiten der Teilhabe wir tatsächlich haben.
> HANS-PETER DÜRR[60]

Gegen Angst hilft körperliche Nähe. Das wissen ausreichend feinfühlige Eltern, wenn sie ihr verängstigtes Kind in die Arme nehmen, es sachte schaukeln und tröstende Worte zuflüstern. Das erleben wir auch als beunruhigte Erwachsene noch, wenn sich uns jemand zuwendet, uns zuhört und wir dabei spüren, wie gut es tut, wenn sich jemand in uns einfühlt, uns emotional und vielleicht auch körperlich nah ist. „Das Bindungssystem, das sich im Laufe des ersten Lebensjahres entwickelt, bleibt während des gesamten Lebens aktiv", erklärt der Bindungsforscher Brisch. „Deshalb suchen auch Erwachsene in Gefahrensituationen die Nähe zu anderen Personen auf, von denen sie sich emotionale Hilfe und Unterstützung erwarten. In Situationen von Lebensbedrohung suchen sie ebenfalls Körperkontakt zur Beruhigung des aktivierten Bindungssystems. Werden diese Bedürfnisse befriedigt, so wird das Bindungssystem beruhigt."[61]

Nähe und Verbundenheit – und hier ist nicht allein die körperliche Seite gemeint, das wissen wir spätestens seit der notwendigen Distanzierung während der Pandemie – sind die mächtigsten Kräfte gegen Ängste.

Stellen Sie sich für einen Moment vor, Sie bekämen Besuch aus dem Mittelalter, aus der Antike oder vielleicht aus der Steinzeit. Was würde diese Person vorfinden? Vor allen Dingen ein Phänomen, das ihr von ihrer Lebensweise her völlig fremd wäre: Einsamkeit. Immer mehr Menschen leben in Singlehaushalten; Großfamilienstrukturen sind kaum mehr existent, die in der gesamten Menschheitsgeschichte normal und überlebensnotwendig waren. Das Leben hat sich in hohem Maße individualisiert. Die Corona-Pandemie hat dieses Phänomen in drastischer Weise beschleunigt. In Deutschland sind acht Millionen Menschen von Einsamkeit oder gar Isolation betroffen. Dass dies ein Problem ist, wissen wir schon länger; welche teils gravierenden Auswirkungen dies annehmen kann, zeigt sich mittlerweile in einer massiven Zunahme von Ängsten, Depressionen und Posttraumatischen Belastungsstörungen. Während Nähe und Verbundenheit das Bindungssystem beruhigen, wirkt sich Einsamkeit in gegenteiliger Weise nicht nur auf die Seele negativ aus, sondern auch auf den Körper. Sie schwächt erwiesenermaßen das Immunsystem, erhöht die Infektanfälligkeit und ist ein Risikofaktor für Herz-Kreislauf-Erkrankungen und Stoffwechselstörungen.[62] Dabei wirkt sich soziale Isolation auf die Sterblichkeit stärker aus als Rauchen oder Alkoholkonsum. Nicht umsonst wurde in Großbritannien bereits 2016 beschlossen, ein eigenes Ministerium gegen Einsamkeit zu gründen. Aber auch in Deutschland ist das Thema in der Politik angekommen. Das Bundesministerium für Familie, Senioren, Frauen und Jugend (BMFSFJ) hat sich dafür mit dem Kompetenznetz Einsamkeit (KNE) zusammengeschlossen, das erst kürzlich mit der Intention gegründet wurde, das Wissen zum Thema Einsamkeit zu bündeln und Hilfsmöglichkeiten zu erarbeiten.[63]

Einsamkeit ist einerseits ein typisches Phänomen moderner Gesellschaften, in denen beruflich eine hohe Flexibilität und Mobilität verlangt wird und eine ambitionierte Karriereplanung das Gründen von Familien zunehmend erschwert. Weil wir biologisch und psychologisch betrachtet zutiefst soziale Wesen sind, kann das nicht ohne Folgen bleiben. Und auch die gerade in Krisenzeiten aufkommenden Sinnfragen lassen sich meiner Ansicht nach schwer ohne einen Gemeinschaftsbezug beantworten. Und so stellt sich zunehmend die Frage: Ergibt das Ganze hier eigentlich noch einen Sinn, ohne einen Bezug zu jemand anderem, ohne Verbundenheit und Nähe zu unserer Um- und Mitwelt?

Andererseits kann Einsamkeit auch eine typische Antwort auf frühe ungünstige Beziehungserfahrungen sein, aus denen sich eine Haltung entwickelt hat, besser alleine durchs Leben zu gehen, als sich immer wieder verletzen zu lassen. Innerer Rückzug war mit Sicherheit eine sinnvolle Reaktion auf verletzende Erfahrungen in früheren Zeiten. Angst vor Verletzungen und Einsamkeit treten oft gemeinsam auf, wenn sie sich aus derselben Erfahrung speisen. Darauf habe ich weiter oben schon hingewiesen. Heute allerdings zahlt man für die Entscheidung für Rückzug und Schutz einen hohen Preis. Alternativen zu dieser Haltung zu prüfen und andere Verhaltensweisen auszuprobieren, kann Veränderungen anstoßen und das Leben bereichern. Intensität und Dauer der Kontakte kann man jederzeit regulieren und selbst bestimmen. Vielleicht gibt es ja bereits heute bei genauerer Betrachtung die eine oder andere Erfahrung von gelingender Beziehung. Genau hinzuschauen lohnt sich, weil das Gelingende in unserer Wahrnehmung eine wesentlich kürzere Halbwertszeit hat und weniger einprägsam ist als das gut bekannte und sich vermeintlich ständig aufs Neue bestätigende Muster von enttäuschenden Beziehungserfahrungen. Es ist gut, wenn wir diese Verzerrung ins Negative, die zur Grundausstattung unseres Gehirns gehört, immer mitdenken. Und wie das bei Grundausstattungen so ist: ohne aktives Gegensteuern laufen sie automatisch weiter!

Man kann Einsamkeit oder besser Alleinsein auch noch aus einem anderen Blickwinkel betrachten. Seit jeher gilt in allen großen religiösen Traditionen der Rückzug ins Alleinsein, ins Einsiedlertum als Quelle der Spiritualität, als Ort der Begegnung mit dem Göttlichen, mit einer Quelle, die über uns selbst hinausweist. Vielleicht fallen Ihnen Menschen ein, die diesen Weg gegangen sind, vielleicht mögen Sie Ausschau nach solchen Vorbildern halten, die eine andere, kreative Seite von Einsamkeit entdeckt haben. Alleinsein und die Erfahrung von Verbundenheit, die für uns Menschen ein zentrales Grundbedürfnis ist, müssen sich also nicht widersprechen. Sollte es allerdings so sein, dass Ihre Einsamkeit durch Gefühle der Angst vor Nähe, Verletzungen und Enttäuschungen begründet ist, lohnt es, sich damit zu beschäftigen und nach neuen, korrigierenden Erfahrungen Ausschau zu halten.

Dabei ist mir Folgendes wichtig: In Beziehung treten kann man nicht nur mit Menschen. Man kann dies auch mit der Natur und insbesondere mit Tieren. Ich kenne viele traumatisierte Menschen, die der Beziehung zu ihrer Katze oder ihrem Hund mehr trauen als jeder menschlichen Beziehung. Sie berichten von Sicherheit, von uneingeschränktem Vertrauen, von der Überzeugung, nicht erneut verletzt zu werden. Das ist wichtig und bedeutsam. Auch die Beziehung zu einem kleinen Stück Natur, vielleicht einem Fleckchen Garten, einem Beet, einer Balkonbepflanzung oder auch nur zu einer Zimmerpflanze vermag ähnliche Gefühle von Nähe und Verbundenheit hervorzurufen. Es erscheint mir hilfreich, wenn diese verschiedenen Arten von Beziehungen innig und liebevoll gestaltet werden. Tatsächlich fällt dies vielen belasteten, traumatisierten Menschen im Umgang mit Tieren oder Pflanzen leichter, weil diese einen nicht enttäuschen und verraten können. Es geht also nicht in erster Linie um das konkrete Gegenüber (Mensch, Tier, Pflanze, Natur, Göttliches), sondern um die Art und Haltung dieser Beziehung. Es geht um das liebevolle Engagement!

Ein weiteres Mittel steht uns immer zur Verfügung: unsere Vorstellungskraft. In der Traumatherapie werden seit Jahrzehnten Imaginationsübungen genutzt, in denen man sich sichere Orte, hilfreiche Wesen, heilsames Licht und Wasser und vieles mehr vorstellt. Die Hirnforschung konnte mittlerweile belegen, dass unser Gehirn keinen wesentlichen Unterschied zwischen imaginierten Bildern und realen Erfahrungen macht. Auch die inneren Bilder entwickeln Kraft bis in die zellulären Prozesse hinein, indem sie Hormone und Neurotransmitter stimulieren. Die Traumatherapie hat dieses Vorgehen allerdings gar nicht erfunden. Wir können vielmehr davon ausgehen, dass die Arbeit mit inneren Bildern, Phantasien und Imaginationen die Menschheit begleitet, seit es sie gibt. Von schamanischen Traditionen bis hin zum Geschichtenerzählen als Einschlafhilfe und haltgebendem Ritual für Kinder oder als Hörbuch zum Abschalten und Genießen wird dieses Potenzial genutzt.

An dieser Stelle ist es wichtig, sich noch einmal die enge Wechselwirkung von Körper, Seele und Geist vor Augen zu führen. Stress und Ängste erzeugen immer Gedanken, Gefühle und innere Bilder, und genauso führen negative Gedanken, Gefühle und Vorstellungen umgekehrt zu mehr Stress und Ängsten. Beides hat negative Auswirkungen auf unser Herz-Kreislauf- und Immunsystem. Somit wird deutlich, welche Auswirkungen das sorgenvolle Kreisen um Probleme haben kann, das im Besonderen durch langes Surfen im Internet verstärkt wird (sogenanntes Doomscrolling). Hieraus rechtzeitig auszusteigen baut Ängste und Stress ab, auch wenn man das zunächst kontraintuitiv findet. Sich stattdessen auf Positives zu konzentrieren, und dazu dienen die genannten Übungen, wirkt entlastend und heilsam.

Dabei geht es darum, sich etwas Hilfreiches vorzustellen, das uns in der gegenwärtigen Situation, zum Beispiel bei angstvoller Verzagtheit, helfen kann. Dies können Wesen aus Märchen und Mythen, Fabeltiere, Engelwesen, Zaubertränke oder -sprüche sein wie der schon erwähnte Patronuszauber aus den Harry-Potter-Romanen – je nachdem, wozu Sie den größten inneren Zugang haben.

Es ist verblüffend, dass durch Bilder der Verbundenheit eben auch unser Bindungshormon Oxytocin ausgeschüttet wird. Dies wiederum kann dazu beitragen, auf Menschen offener zuzugehen und dem Leben insgesamt mit mehr Leichtigkeit zu begegnen. Ermutigend bei alldem ist außerdem, dass die Produktion und Freisetzung von Oxytocin durch die eigene Aktivierung angeregt werden.[64] Es macht also in doppelter Weise Sinn, gute Bindungen und stärkende Gemeinschaftserfahrungen zu pflegen und zu fördern. Oxytocin deaktiviert übrigens nicht zuletzt das Paniksystem, dies wiederum reduziert Stress und lässt uns handlungsfähiger sein.

Eine weitere Möglichkeit, sich dem Themenfeld Verbundenheit anzunähern, ist es, kreativ Begriffe aufzuschreiben, die Ihnen zu Wörtern wie Nähe, Freundschaft oder Liebe einfallen. Zum Beispiel: gemeinsam durch dick und dünn gehen, innige Umarmung, der erste Kuss, streicheln … Diese Art Brainstorming führt zu einem Priming-Prozess in unserem Gehirn. Das bedeutet, dass Netzwerke gebahnt werden, die mit diesem Thema zu tun haben. Zahlreiche sozialpsychologische Experimente belegen, dass dies dazu beiträgt, dass sich Menschen tatsächlich vertrauensvoller, zugewandter und liebevoller verhalten. Vielleicht probieren Sie es aus.

Weiterhin möchte ich Ihnen vorschlagen, Ihren eigenen

Körper für die Erfahrung von Wohlsein und Nähe zu nutzen, selbst wenn Sie keine besonders gute Beziehung zu ihm haben. Suchen Sie dafür einen Ort in Ihrem Inneren auf, der sich in diesem Augenblick vom Rest irgendwie angenehm unterscheidet. Das kann der kleine Zeh sein, das Ohrläppchen oder etwas ganz anderes, eine Stelle, die sich ein wenig wohler, wärmer und freundlicher anfühlt als der Rest Ihres Körpers. Wenn Sie diese gefunden haben, wandern Sie mit Ihrer Aufmerksamkeit dorthin und verweilen Sie da einige Atemzüge. Nehmen Sie dort Ihren Platz ein, bewohnen Sie für eine kurze Zeit diese Stelle mit möglichst vielen Sinnen. Vor allen Dingen aber atmen Sie bewusst zu diesem Körperteil hin. Das kann wie gesagt sogar der kleine Zeh oder das Ohrläppchen sein, also nicht nur die Bereiche, die wir in aller Regel mit der Atmung verbinden. Versuchen Sie es, mit etwas Übung wird es Ihnen gelingen. Spüren Sie schließlich dem Unterschied zu vorher nach. Was hat sich gerade verändert – und sei es noch so klein? Vielleicht stellen Sie dabei fest, dass sich der Wohlfühlbereich ausdehnt – von Mal zu Mal mehr. Wenn das nicht so ist, ist das auch in Ordnung.

Vielleicht merken Sie bereits jetzt, dass Sie wesentlich verbundener sind, als Sie es bisher dachten. Stellen Sie sich vielleicht ganz bewusst und konkret die Frage, womit Sie sich verbunden fühlen, wofür Sie Sorge tragen, was Ihnen am Herzen liegt. Alles, was Ihnen dazu einfällt, sind Dinge, die für Verbundenheit stehen und die ein wirksames Gegenmittel gegen Ängste darstellen. Verbundenheit erzeugt Resonanz, Resonanz wiederum lässt etwas in mir schwingen, was durch andere oder anderes berührt oder angeregt wurde.

Teil von etwas Größerem sein

Was lässt Sie staunen? Die Fähigkeit zu staunen zeichnet einzig den Menschen aus, soweit wir das beurteilen können. Nicht wenige Philosophen halten die Fähigkeit des Staunens für den Beginn der Philosophie. In jedem Fall verweist Staunen über mich selbst hinaus, verbindet mich mit etwas, was mehr ist als ich selbst, häufig etwas, was größer ist als ich. Oft ist dies mit einem Gefühl von Ehrfurcht verbunden. Ehrfurcht – wofür soll das denn gut sein, wenn es mir schlecht geht und Ängste mich belasten? Dieser zunächst vielleicht altertümlich erscheinende Begriff ist mittlerweile in der psychologischen Forschung angekommen (im angloamerikanischen Sprachraum unter dem Begriff *awe* bzw. *sense of awe*). Ehrfürchtig zu sein vor etwas Größerem, vor etwas Übermächtigem und Erhabenem, lässt Menschen zufriedener auf sich und ihr eigenes Leben schauen. Ehrfurcht entfaltet somit ein gesundheitsförderndes Potenzial. Dabei geht das Empfinden von Ehrfurcht über bloßen Respekt hinaus. Während Respekt eher Anerkennung und Wertschätzung ausdrückt, spiegelt Ehrfurcht die Würde und Erhabenheit von einem Gegenüber. Gleichzeitig hat dies nichts mit Selbstaufgabe und Unterwerfung zu tun, was in bestimmten religiösen Kontexten als Haltung gegenüber dem Göttlichen eingefordert wird.

Schon Albert Schweitzer sprach von der Ehrfurcht vor dem Leben und beschrieb damit das, was uns im Angesicht von Bergen, Tälern, Wäldern, Meeren und der Vielfalt und Weite der Natur widerfährt – wir werden kleiner, bescheidener und auch sozialer. Schweitzer verstand Ehrfurcht als ethische Grundhaltung, die sich durch die Verbundenheit mit allem ausdrückt. In der modernen Landwirtschaftsindustrie zeigt sich zum Beispiel genau das Gegenteil, nämlich ein entfremdeter, lebensverachtender Umgang mit Natur und Tieren (Massentierhaltung und Überdüngung bis zur Zerstörung des Bodens). Für Haltende und Verbrauchende scheint kein Zusammenhang zu bestehen zwischen dem fertigen Produkt auf ihrem Teller und den lebenden Tieren, hier fehlen genau die Verbundenheit und Ehrfurcht vor dem Leben, die zu Empathie und damit einem anderen Umgang führen würden.

Tatsächlich konnten linguistische Analysen zeigen, dass Erfahrungen von Ehrfurcht und Erhabenheit mit weniger Personalpronomen beschrieben werden, das heißt, die Worte „ich", „mein", „mich" kommen weniger vor, es wird stattdessen die Wahrnehmung von Naturerleben und dessen Größe beschrieben, ganz im Gegensatz zu eigenen Glückserlebnissen, deren Beschreibung um die persönliche Welt kreist.[65] Bei diesen Untersuchungen ging es darum, einen kleinen Text zum Erlebten zu verfassen. Und diese Beschreibungen unterscheiden sich interessanterweise in der oben genannten Weise. Mit anderen Worten: Ehrfurcht führt zu weniger Ich und mehr Wir!

Ich glaube, dass sich Ehrfurcht nicht ohne Grund vielerorts in der Menschheitsgeschichte widerspiegelt. Einerseits in zahlreichen religiösen und spirituellen Schriften, andererseits in Bauwerken und Gedenkstätten und vielen anderen Zeugnissen, die davon erzählen, dass Menschen immer schon ehrfürchtig gestaunt haben und sich dabei mit dem großen Ganzen verbunden fühlten. Ehrfurcht vermittelt uns auf tiefgründige Weise Halt. Obwohl ich mich vielleicht gegenüber den großartigen Naturphänomenen als klein erlebe, erhebe ich mich gleichzeitig über mich selbst, weil ich Teil von etwas Größerem werde. Kleinheit und Größe sind hier eng miteinander verbunden. Dies erzeugt ein tiefes Gefühl von Stimmigkeit und Sinn, die sich übrigens signifikant von anderen positiven Emotionen wie Freude, Liebe oder Dankbarkeit unterscheiden.[66] Beides hilft uns, besser mit Belastungen und Herausforderungen umzugehen und diese zu bewältigen. Als je schöner wir die Natur empfinden, umso stärker ist das Erleben von Ehrfurcht.

Oft können wir auch beim Anblick von Kunst, im Anhören von Musik oder Erleben von Theater oder Film Momente der Ehrfurcht und Verbundenheit mit etwas Größerem spüren und erleben.

Halten Sie nach solchen Momenten Ausschau und suchen Sie auch in Ihrer Vergangenheit nach entsprechenden Erfahrungen. Vielleicht haben Sie Lieblingsstücke oder -szenen in früheren Zeiten gehabt, die in Vergessenheit geraten sind. Wagen Sie den Versuch, sich erneut davon berühren zu lassen. Interessanterweise können dabei auch positive frühere Erfahrungen ans Licht gespült werden, die oftmals ganz vergessen waren.

Ehrfurcht können wir nicht nur gegenüber physischen Auslösern wie der Natur, Bauwerken oder Kunst empfinden, sondern auch auf einer sozialen Ebene – vor außergewöhnlichen oder mächtigen Personen zum Beispiel oder in spirituellen Erfahrungen oder anderen Begegnungen mit dem Göttlichen. Möglicherweise diente das Empfinden von Ehrfurcht ursprünglich sogar dazu, soziale Hierarchien und Ordnungen zu stabilisieren und so das Überleben der Gemeinschaft zu sichern.[67]

Mittlerweile zeigt sich längst, dass Ehrfurcht viel mehr Positives anstoßen kann. So geht sie mit mehr prosozialem Verhalten, Problemlösefähigkeit und Achtsamkeit einher. Empfinden wir Ehrfurcht, sind wir mit unserer Aufmerksamkeit ganz im gegenwärtigen Augenblick, wir sind weniger rastlos und ungeduldig. Das wiederum weckt positive Gefühle in uns, die mehr Empathie und Großzügigkeit bewirken. Prosoziales Verhalten schafft Gemeinschaft und stiftet Beziehungen, wodurch Stress reduziert wird. Damit steigt unsere Lebenszufriedenheit nicht nur spürbar, auch Ängste treten in den Hintergrund, und nicht zuletzt schützt genau das unser Herz-Kreislauf-System und bewahrt damit vor einem vorzeitigen Tod.[68]

Ein Schutzfaktor für psychosoziale Gesundheit ist laut den meisten Studien auch gelebte Spiritualität – und Ehrfurcht ist ein Teil davon: „Religiöse Menschen sind gesünder, gewissenhafter, haben längere Telomere [das sind die Enden der Chromosomen, die unter anderem bestimmen, wie alt wir werden können – Anm. d. A.] und leben tatsächlich auch länger, haben weniger Stresshormone im Blut und verhalten sich vergleichsweise verträglicher und prosozialer"[69], wie der Neurowissenschaftler und Psychiater Manfred Spitzer herausstellt. Das Gleiche gilt für Spiritualität, die über den religiösen Bezugsrahmen hinausreicht. Wer sich anderen zuwendet, was nicht nur, aber häufig aus spirituellen oder religiösen Gründen geschieht, tut aktiv etwas gegen Ängste. Zahlreiche Untersuchungen zu Resilienz kommen immer wieder zu dem Ergebnis, dass Menschen Belastungen leichter überstanden, wenn sie sich um andere, wie zum Beispiel kleine Geschwister, gekümmert haben. Wer etwas Sinnvolles tut, erlebt sich auch in Krisen handlungsfähig und selbstwirksam. Diese beiden Qualitäten sind zentrale Einflussfaktoren seelischer Gesundheit.

So macht uns Ehrfurcht schließlich zuversichtlicher und fördert das Vertrauen, Krisen besser zu meistern. Die Orientierung an Sinn und Werten fördert Erfahrungen von Verbundenheit und stiftet Gemeinschaft. Gemeinsam staunen ist noch besser als alleine! Auf der Ebene der Botenstoffe im Gehirn ist das Dopamin beteiligt, ein Neurotransmitter, den man lange Zeit mit Belohnung in Verbindung gebracht hat, mittlerweile allerdings mehr mit Salienz, Bedeutsamkeit. „Man könnte sagen, Dopamin kodiert, wie viel Bedeutung man einem Ereignis beimisst oder wie sehr man an dieses Ereignis *glaubt*"[70], so Spitzer. Dopamin geht nicht nur mit guten Gefühlen einher, es reduziert auch Angst.

Ehrfurcht spielt in vielen Religionen eine zentrale Rolle. Und tatsächlich mehren sich die Hinweise, dass damit Optimismus, Zuversicht und Vertrauen in einen übergeordneten Sinn einhergehen, was entscheidende Resilienzfaktoren sind.[71] Auch die Einbindung in eine soziale Gemeinschaft zählt dazu. Es sei an dieser Stelle allerdings erwähnt, dass die Art der persönlichen Gottesbeziehung darüber entscheidet, ob sie als Schutz- oder als Risikofaktor verstanden werden muss: „Eine verinnerlichte überzeugungsgeleitete Religion, die auf einer vertrauensvollen Gottesbeziehung beruht, wirkt sich positiv auf das psychische Befinden aus, eine rein anerzogene, unreflektierte Religion mit schwach ausgeprägter Gottesbeziehung eher ungünstig."[72] Das Bild eines strafenden Gottes oder perfektionistische Glaubensüberzeugungen, wie sie häufig in fundamentalistischen Gemeinschaften vorherrschen, können sich negativ auf die psychische Gesundheit auswirken[73] und Ängste verstärken. Warum? Weil sie beispielsweise den Stress erzeugen, nicht gut genug zu sein, sich noch mehr anstrengen zu müssen, um sich Gottes Liebe zu erarbeiten, oder vielleicht sogar die permanente Angst, bestraft zu werden, in diesem Leben oder nach dem Tod. Solche Glaubensüberzeugungen wirken auch unbewusst. Letztlich steht man ständig innerlich unter Strom wie in der Steinzeit im Angesicht des Säbelzahntigers.

Einen Ausdruck findet Ehrfurcht in Ritualen, sie haben eine ordnende Funktion. Sie tun nicht nur Kindern gut, sondern auch Erwachsenen. Insbesondere religiöse Rituale zeichnen sich durch einen „Bedeutungsüberschuss"[74] aus, sie verweisen über sich hinaus und betten uns damit in etwas Größeres ein. So verweist das Osterfest zum Beispiel auf die Hoffnung, dass der Tod nicht das letzte Wort behält und dass es eine Dimension hinter der sichtbaren gibt. Auch ein Segenswunsch verspricht Halt und hüllt die Angesprochenen in einen göttlichen Schutzmantel ein. Selbstverständlich können auch nicht religiöse Menschen Rituale leben, viele Rituale können einfach, alltäglich sein: abends für ein bis zwei Minuten bewusst in den Abendhimmel schauen, eine kurze Zeit des Innehaltens in den Tag einbauen, einem mich innerlich berührenden Musikstück lauschen. Die schon beschriebene Metta-Meditation kann zum Beispiel so ein tägliches Ritual sein. Spitzer weist darauf hin, dass Rituale die Selbstkontrolle verstärken, dass sie Stress und Angst reduzieren und die soziale Kooperation fördern.[75]

Praktizieren Sie selbst solche Rituale? Oder haben Sie von Ritualen gehört, die Sie gerne einmal ausprobieren wollen? Gab es vielleicht früher hilfreiche Rituale, die aus irgendwelchen Gründen auf der Strecke geblieben sind? Vielleicht können Sie vermeintlich verstaubte Rituale, für die meisten vermutlich aus dem christlichen Kontext, neu entdecken und wiederbeleben?

Ich jedenfalls mache die Erfahrung, dass mir manche Rituale heute etwas anderes sagen als vor vielen Jahren. Seien Sie also neugierig und offen dafür, dass sich auch Ihre Einstellung und Sicht auf Rituale ändern kann.

Diese Erfahrungen bringen uns mit dem in Resonanz, was der Soziologe Hartmut Rosa Unverfügbarkeit nennt. Wenn wir dem Leben immer wieder mit dieser Haltung begegnen, dass eben trotz allen Fortschritts, trotz der Errungenschaften von Technik und Medizin nicht alles machbar, erreichbar und kontrollierbar ist, führt das zu Bescheidenheit und Demut.

Damit kommen erneut zwei verstaubte Begriffe aufs Tableau, die bei genauerer Betrachtung alles andere als das sind. Sie können den Gemeinsinn stärken, den wir mehr denn je brauchen, weil die momentanen Krisen uns mehr als deutlich machen, dass wir sie nur gemeinsam bewältigen können. Pandemien scheren sich nicht um Ländergrenzen, das Klima lässt nicht mit sich verhandeln und die Auswirkungen von Kriegen sind in einer globalisierten Welt auch am anderen Ende noch spürbar. Dies in wacher und solidarischer Bescheidenheit wahrzunehmen, kann uns ganz neu beflügeln und Verbundenheit entstehen lassen, die für den einzelnen Menschen genauso wie für unseren Planeten heilsames Potenzial entfalten kann.

Etwas völlig anderes stellen Mikroabenteuer dar, und doch haben auch sie etwas mit Staunen und möglicherweise auch mit Erfahrungen von Unverfügbarkeit und Resonanz zu tun. Mikroabenteuer sind kleine Auszeiten mitten im Alltag. Sie kosten in der Regel wenig oder nichts, machen aber einen großen Unterschied. Ich selbst habe in den letzten Jahren immer wieder mal auf der Terrasse unter freiem Himmel übernachtet, habe staunend in einen Sternenhimmel geschaut, den ich beim Einschlafen zuletzt in meiner Jugend gesehen hatte. Habe neugierig auf Geräusche gelauscht und hatte am nächsten Tag definitiv etwas zu erzählen. Ich hatte weniger gut geschlafen und fühlte mich dennoch erfrischter als nach manch anderer Nacht. Ich war also doppelt verbunden, einerseits mit der Natur und dem Sternenhimmel, andererseits mit den Menschen, mit denen ich über die letzte Nacht ins Gespräch kam.

Gelegentlich führte das dazu, dass auch andere dieses Experiment versuchten oder wiederum von eigenen Mikroabenteuern erzählten und damit ein Band von Verbundenheit knüpften. Mikroabenteuer haben also ein erhebliches Potenzial, Verbundenheit zu erfahren und Nähe zu stiften. Sie regen zu Kreativität an, die wiederum zu mehr Zufriedenheit und besseren Ideen im Umgang mit Belastungen beitragen.

Üben Sie das Staunen! Am besten können wir dies von Kindern lernen, die je kleiner, desto unbelasteter und freier in die Welt schauen. Hilfreich dabei ist, auf Dinge mit einem Anfängergeist zuzugehen. So als begegnete man ihnen zum ersten Mal. Damit erhöhen Sie die Wahrscheinlichkeit, dass Ihnen etwas Ungewöhnliches begegnet.

Suchen Sie so häufig wie möglich die Natur auf. Naturerfahrungen bereichern uns, das Grüne, der Wald und auch schon Stadtparks haben nachgewiesenermaßen einen erheblichen positiven Effekt auf unser Stresssystem. Blutdruck und Puls sinken, wenn wir nur zwei Stunden in der Woche im Grünen verbringen. Unsere Stresstoleranz insgesamt und insbesondere der Umgang mit belastenden Gefühlen verbessern sich durch die Begegnung mit der Natur nachweislich. Operationswunden heilen schneller, wenn Patienten und Patientinnen vor ihrem Zimmerfenster einen Baum sehen und selbst dann noch, wenn es sich dabei nur um eine Fototapete handelt. Natur ist Heilkraft! Sie ist ein Geschenk, das nichts kostet – außer den Weg dorthin. Es lohnt sich! „Wenn wir Natur erleben und uns wirklich auf sie einlassen, dann fühlen wir uns besser gestimmt, haben unsere Emotionen besser im Griff, können uns besser konzentrieren, fühlen uns weniger gestresst und fühlen uns anderen Menschen näher verbunden, d. h. wir haben mehr Mitgefühl und sind empathischer und großzügiger. Wer sich mit der Natur verbunden fühlt, kann sich besser in einen anderen Menschen hineinversetzen und verhält sich anderen gegenüber wohlwollender"[76], beschreibt Spitzer die positiven Auswirkungen von Naturerleben. Hier zeigen sich die gleichen Effekte wie schon eingangs in Bezug auf Schweitzer angesprochen: Natur zu erleben fördert eine soziale und empathische Grundhaltung und damit Verbundenheit. Durch Erfahrungen von Verbundenheit wiederum wird der Parasympathikus stimuliert, der den Stoffwechsel fördert, die körpereigenen Reserven aufbauen hilft und uns in den Modus der Erholung bringt.[77] Unter seiner Regie treten Ängste in den Hintergrund, werden kleiner und lösbarer.

Bewegungen wie die der Pfadfinder und Pfadfinderinnen verwirklichen viele der hier beschriebenen Erfahrungen wie Eingebundensein in eine Gemeinschaft, Naturerleben, soziales Engagement, Ehrfurcht vor dem Leben sowie Selbstwirksamkeit und Selbstkontrolle, die man unter anderem durch das Erleben von Herausforderungen und Zielen entwickelt. All das trägt nachweislich zu mehr seelischer und körperlicher Gesundheit bei und erhöht die Wahrscheinlichkeit für ein glücklicheres und zufriedeneres Leben. In einer großen Studie konnte so zum Beispiel gezeigt werden, dass die Mitgliedschaft bei den Pfadfindern in jungen Jahren, die Wahrscheinlichkeit für eine Angsterkrankung um

18 Prozent vermindert.[78] Diese Effekte waren auch dreißig Jahre später noch nachweisbar. Und so folgern die Autoren der Studie zu Recht, dass man Bewegungen wie die der Pfadfinder erfinden müsste, wenn es sie nicht schon gäbe! Auch wenn es hier um die positiven Auswirkungen der Vergangenheit geht, können wir mit Sicherheit schließen, dass all das, was diese sozialen, naturverbundenen Bewegungen verkörpern, immer und zu jeder Zeit wirken. Mit anderen Worten: Es ist nie zu spät!

Wer sich Idealen wie denen der Pfadfinderinnen und Pfadfinder verpflichtet fühlt, engagiert sich sozial. Ein solches Engagement macht nicht nur zufriedener, sondern es wirkt sich positiv auf die Helfenden selbst aus. Erstaunlich, aber wahr: Freiwillige Helferinnen und Helfer erleben sich selbst als deutlich gesünder als Nichthelfer und sie sind auch tatsächlich um fünf Jahre gesünder.[79] Kleinkinder zeigen in Experimenten eine natürliche Hilfsbereitschaft, sie teilen lieber ihre Süßigkeiten, als sie geschenkt zu bekommen.[80] Wenn man den Fehler macht, sie dafür zu belohnen, verringert sich diese natürliche Hilfsbereitschaft, weil sie dann nicht mehr aus eigener, intrinsischer Motivation heraus handeln, sondern um der Belohnung, des Lobs, willen.

Die Erfahrung von Verbundenheit ist wahrscheinlich die größte Sehnsucht von uns allen. Sie lässt sich auch hinter radikalen und menschenverachtenden Gruppierungen antreffen. Und genau dieser Wunsch nach Zugehörigkeit wird von Populisten auf der ganzen Welt ausgenutzt, indem sie Verbundenheit durch ein gemeinsames Feindbild schaffen. Solcherart negativ motivierte Verbundenheit schürt jedoch Aggressionen und Hass, was nachweislich uns selbst ebenso schadet. Denn wer mit heißen Kohlen wirft – Hass und unkontrollierte Aggressivität –, verbrennt sich auch immer selbst die Hände.

Positive Verbundenheitserfahrungen hingegen haben ein heilsames Potenzial und sind meines Erachtens *die* Antwort auf die gegenwärtigen Krisen, die uns in Angst und Lähmung versetzen. „Das heißt für uns Menschen, die wir in diesem Ganzen aufgehoben sind, dass wir zwar unterschiedlich und unterscheidbar, nicht aber getrennt sind", so beschreibt der Quantenphysiker Hans-Peter Dürr diese positiven Erfahrungen von Verbundenheit. „Was wir in jedem Falle sagen können, ist, dass hinter allem eine Verbundenheit steht, die eine Offenheit aufweist und damit ungeahnte Möglichkeiten der Entwicklung bietet."[81] Oder anders ausgedrückt: Ich selbst bin nur ein kleines Puzzleteil, aber auch ich gehöre zu dem Gesamtbild. Das ist, was wir spüren in einem Moment der Verbundenheit genauso wie in einem Moment tief empfundener Ehrfurcht: Aufgehobensein im anderen, im Gesamten.

Genau diese Erfahrung beschreibt auch der Teenager Frieder mit seinen wunderbaren Worten in dem Roman *Der große Sommer* von Ewald Arenz: „Seltsam, dachte ich. Wenn Großvater nicht Arzt gewesen wäre und Nana geheiratet hätte, dann wäre Mama vielleicht nicht so geworden, wie sie war, hätte vielleicht nicht Papa geheiratet, dann wäre ich nicht geboren worden, stünde jetzt nicht im Klinikum, würde woanders lernen oder wäre überhaupt ein anderer Mensch geworden.

Alles hing mit allem zusammen. Wenn man anfing, darüber nachzudenken, wurde es unheimlich."[82] Oder, möchte ich ergänzen, es ist wunderbar, nämlich eine Erfahrung voller Ehrfurcht und Staunen angesichts der Komplexität der Zusammenhänge.

Eine schöne Nachricht zum Schluss, die hieran anschließt: Der Hirnforscher und Neurobiologe Gerald Hüther weist immer wieder darauf hin, dass ausnahmslos alle Menschen im Mutterleib Verbundenheit und Wachstum bereits erlebt haben. Somit ist diese Erfahrung irgendwo in uns gespeichert. Wir müssen sie nicht erfinden, aber vielleicht neu entdecken, beleben und entfalten. Dann werden wir erleben, dass Verbundenheit am besten gegen Sorgen und Ängste wirkt. Und dass Verbundenheit am allermeisten zu Lebenszufriedenheit und Glück beiträgt, wie die seit 1938 fortlaufende Grand Study der Harvard Medical School eindrucksvoll belegt.[83] Das jedenfalls ist das fortwährende Ergebnis von wiederholten Befragungen unterschiedlichster Menschen über deren gesamte Lebensspanne. Nicht Karriere, Ansehen, Geld oder Gesundheit stellen das dar, was Menschen glücklich und zufrieden macht, sondern ein gelingendes Miteinander in haltgebenden Beziehungen – so wie der junge Frieder sich durch die verschiedenen Generationen in seine Familie eingebunden fühlt und darin Halt findet, als Teil des großen Ganzen. Nichts anderes ist Verbundenheit.

Es ist nie zu spät, sich aktiv darum zu kümmern. Dafür gibt es viele Möglichkeiten wie: einem Chor beitreten – und es gibt solche, für die man keine Vorkenntnisse benötigt und nicht besonders sicher und gut singen muss –, sich einem Verein oder einer Sportgruppe anschließen, sich ehrenamtlich engagieren, einen Volkshochschulkurs besuchen oder einen Literaturkreis gründen.

7. Praktische Hilfen für den Alltag

> Schmerz ist unvermeidlich. Leiden nicht.
> CHRISTOPHER GERMER[84]

Nicht ohne Grund beginnen alle Anweisungen für einen Notfall mit dem Hinweis: Bewahren Sie Ruhe! Notfälle lösen in aller Regel Ängste aus und diese führen zu massiver Unruhe, Anspannung, Fehleinschätzungen und Fehlhandlungen. Sie lassen einen dann eben nicht mehr mit kühlem Kopf entscheiden und handeln – die weise Eule ist ausgeflogen, um auf das Modell von Simone Kriebs zurückzukommen. Die Ruhe zu bewahren – die Eule zurückzuholen –, ist also keineswegs selbstverständlich, kann aber gelernt werden. Hierzu möchte ich in diesem Kapitel einige Anregungen geben. Das Zweite, worauf in Notfallsituationen immer hingewiesen wird, ist die eigene Sicherheit. So wird in Flugzeugen stets betont, sich zuerst selbst die Sauerstoffmaske aufzusetzen, bevor man anderen zu Hilfe kommt. Übertragen auf den Alltag bedeutet das: Ohne Selbstfürsorge kann man anderen nicht wirklich gut und dauerhaft helfen. Sich um die eigenen Ängste zu kümmern, ergibt also doppelt Sinn.

Emotionen wie Angst wollen uns zu etwas bewegen. So gesehen stellen sie zunächst eine Kompetenz dar, solange wir handlungsfähig bleiben. Schwierig wird es, wenn dies nicht gelingt, wir nicht mehr kämpfen oder fliehen können – was ja auch schon eine eingeschränkte

Handlungsfähigkeit bedeutet –, sondern erstarren. *Bewegung* ist das wichtigste Gegenmittel dafür. Das kann man wunderbar im Tierreich beobachten: Wenn beispielsweise eine Antilope der Löwin entkommen ist, schüttelt sie sich und zittert sich den Stress sozusagen vom Leib. Jeder Schock löst sich am besten in der Bewegung, darauf weist insbesondere der Traumatherapeut Peter Levine hin und setzt diese Erkenntnis gezielt in seiner Therapie (Somatic experiencing) ein. Dabei ist jede Form willkommen: Spazieren, Walken, Joggen, für sich selbst Tanzen, Klettern, Ballspiele und was Ihnen noch so einfällt.[85] Nicht umsonst spricht der Volksmund davon, sich freizuschwimmen, etwas abzuschütteln oder Ballast abzuwerfen. Immer handelt es sich dabei um Sprachbilder von Bewegung. Ihnen fallen sicherlich noch andere ein. Vielleicht haben Sie auch schon festgestellt, dass Sie nach einem Spaziergang in der Natur auf einmal anders über ein Problem von zuvor dachten.

Wir können unseren *Körper* auch ganz praktisch für das Erleben von Weite und Raum nutzen, indem Sie zum Beispiel mit den Handflächen nach außen sinnbildlich für Raum sorgen. Sie können sich dabei vorstellen, etwas von sich wegzuschieben oder gegen einen unsichtbaren Gegenstand zu drücken. Die Arme können dabei gebeugt oder gestreckt sein, wichtig ist die Richtung der Handflächen, die von Ihnen wegweisen sollen, um für Raum zu sorgen. Verbunden mit der Atmung entfaltet diese Körperübung erstaunliches Potenzial, weil unser Organismus solche Körpererfahrungen unmittelbar in inneres Erleben übersetzt. Nicht umsonst sprechen wir davon, keinen „Entfaltungsraum" zu haben oder uns „eingeengt" zu fühlen. Das ist insbesondere bei Ängsten der Fall, wie wir schon bei der Herleitung der Wortbedeutung gesehen haben: Wir verspüren ein Engegefühl, empfinden Beklemmung, Bedrückung, Bedrängnis. Tatsächlich macht es einen Unterschied, wenn Sie sich genau in solchen Situationen sinnbildlich Raum verschaffen. Zahlreiche köpertherapeutische Behandlungsansätze nehmen Bezug auf diese Wechselwirkung von Körperhaltung und innerem Erleben. Der Hypnosystemiker Gunter Schmidt schlägt in diesem Zusammenhang das Experimentieren mit einer sogenannten Problem-Lösungs-Gymnastik vor. Dabei nehmen Sie bewusst eine Körperhaltung ein, die beispielsweise mit Ängsten und Sorgen verbunden ist und wechseln dann in eine Haltung, die Ihnen Raum und Entfaltung signalisiert. Diesen Wechsel vollziehen Sie am besten regelmäßig und täglich. Warum? Weil man diese Haltungsänderung dann auch in einer beengenden Situation tatsächlich spontan vollziehen kann, denn der Körper hat ja genau dies trainiert.

Was vielleicht eigenartig klingt, ist wissenschaftlich gut belegt:[86] Nichts ist schneller beeinflussbar als unsere Körperhaltung, und diese wiederum beeinflusst unsere Gefühle. Gerade wenn ich mich ängstlich am liebsten in mich zurückziehen möchte, kann eine Haltung von Mut und Stärke, wie man sie sich bei einem Löwen abschauen kann, dazu beitragen, nach Lösungen Ausschau zu halten und aktiv zu werden. Wenn ich meinen Ängsten etwas entgegensetzen will, ist es hilfreich, eine ihnen entgegengesetzte Körperhaltung einzunehmen. Probieren Sie es aus! Und bitte nicht nur einmal.

Wer von Angst überflutet wird, benötigt allerdings zunächst Erste-Hilfe-Maßnahmen. Eine gute, da einfach umzusetzende Übung dafür findet man unter der Beschreibung *5-4-3-2-1-Übung*.[87] Dabei geht es darum, durch Ablenkung und Außenorientierung aus dem Gefühl der Überflutung auszusteigen, indem Sie sich genau dann, wenn Ihnen gefühlsmäßig das Wasser bis zum Hals steht, umschauen – nach fünf blauen Dingen und diese benennen, dann nach vier gelben und so weiter. Die Farben sind dabei genauso austauschbar wie die Sinneskanäle. Sie können also auch fünf Dinge benennen, die Sie gerade auf der Haut spüren oder hören. Das sich Umschauen allerdings unterbricht die Neigung zur Erstarrung am schnellsten, weil es mit einer Bewegung verbunden ist. Bewegung, das habe ich bereits erwähnt, ist immer hilfreich. Und die Orientierung auf das Hier und Jetzt kann helfen, den inneren Vergangenheitssog zu unterbrechen und sich wieder in der Gegenwart zu erden.

Verbundenheit und Sicherheit lassen sich auch durch sogenannte *Grounding-Übungen* erfahren. Das fängt damit an, jetzt gerade den Boden unter den Füßen zu spüren und sich dabei zu vergegenwärtigen, dass er mich trägt. Diese Erfahrungen fokussieren immer auf das Hier und Jetzt. Und sie nutzen die eigenen Sinne dafür.

Die *Atmung* ist eine ganz zentrale hilfreiche Alltagsbegleiterin für Selbstberuhigung. Hierzu gibt es unzählige Übungen, Bücher, Youtube-Videos und Workshops. Nicht umsonst spielt die Atmung in der Meditationspraxis aller Schulen eine zentrale Rolle. An dieser Stelle nur so viel: Immer, wenn Sie länger aus- als einatmen, aktivieren Sie den Parasympathikus, den großen Beruhigungsnerv in uns allen. Wer zur Hyperventilation neigt – einer Form von Überatmung, die oft mit Panikattacken einhergeht, die dem Körper Kohlendioxid entzieht und zu viel Sauerstoff zuführt –, hat sicherlich schon vom Prinzip der Rückatmung oder der Lippenbremse gehört. Bei der Rückatmung atmet man zum Beispiel aus einer Papiertüte über Mund und Nase die eigene kohlendioxidreichere Luft wieder ein. Dadurch sorgt man dafür, dass der verschobene Säure-Basen-Haushalt im Blut sich wieder in Richtung Normalität verschiebt. Die Lippenbremse nutzt dieses Prinzip auf eine andere Weise; vor allem Menschen, die an Asthma leiden, kennen dies: Wenn man durch leicht geschlossene Lippen gegen einen kleinen Widerstand ausatmet, geschieht dies automatisch länger, als man für das Einatmen braucht. Auch das aktiviert den Parasympathikus und führt zur Beruhigung, was bei jeder Form von Atemnot das Wichtigste ist.

Auch *Wärme* hilft! Das ist so einfach wie wahr. Wenn wir voller Unruhe und Angst sind, sollten wir etwas Warmes trinken. Es gibt ein interessantes Experiment[88], bei dem die Teilnehmenden auf dem Weg in einen Ausstellungssaal entweder etwas Warmes oder Kaltes zu trinken bekamen. Wie sie dann die ausgestellten Gemälde moderner Kunst bewerteten, erwies sich als davon abhängig. Mit einem kalten Getränk fiel die Bewertung kritischer und distanzierter aus, mit einem warmen offener, wohlwollender und neugieriger. Wärme bringt uns eher in Beziehung miteinander. Übertragen Sie diese Erfahrung auf Ihren Alltag und achten Sie darauf, dass Sie Beziehungen mit solchen Mitmenschen pflegen, die Ihr Herz erwärmen.

Klopfen als Soforthilfe – was verbirgt sich dahinter? Es handelt sich dabei um eine Technik, bei der aus der Akupunktur abgeleitete Klopfpunkte am eigenen Körper rasch nacheinander abgeklopft werden, während man gleichzeitig an das unangenehme Thema denkt, das einen belastet, wie zum Beispiel Sorgen um die Zukunft oder Angst vor einem Krieg. Um den Erfolg des Klopfens für sich festzuhalten, skalieren Sie Ihre Angst anfangs auf einer Skala von 0 bis 10, wobei 10 das Maximum an vorstellbarer Angst darstellt. Vor dem Klopfen formulieren Sie eine Affirmation für sich wie zum Beispiel: „Obwohl ich unter großen Ängsten leide, liebe und akzeptiere ich mich so, wie ich bin, und nehme mir meinen Raum." Erstaunlicherweise entlastet diese sehr einfache und gut selbst durchzuführende Technik oft rasch von Sorgen und Ängsten. Wenn das nicht der Fall sein sollte, stehen hinter den Ängsten oft noch Lösungsblockaden wie zum Beispiel Erwartungen an andere, Selbst- oder Fremdvorwürfe, Altersregressionen – das heißt, man fühlt sich jünger, als man tatsächlich ist – und Loyalitätskonflikte. Es gibt dazu gute Videos, vor allem von dem Psychiater und Coach Michael Bohne, dem Begründer der Prozess- und Embodimentfokussierten Psychologie (PEP) und einem derjenigen, der diese Methode sehr bekannt gemacht hat und hervorragend erklären kann.[89]

Bestandteil dieser Klopftechnik ist der Selbstakzeptanzbereich, der unter dem linken Schlüsselbein liegt, dort, wo unser Herz seinen Sitz hat. Intuitiv halten viele Menschen ihre Hand dorthin, um sich zu beruhigen. Und genau das können Sie ausprobieren. Das Schöne daran ist, dass man es auch öffentlich tun kann, weil das in der Regel keinem auffällt oder eigenartig erscheint.

Auch eine *gedankliche Beschäftigung* mit den Themen *Sicherheit, Verbundenheit und Geborgenheit* kann uns weiterhelfen. Denn ich hatte schon darauf hingewiesen, dass in unserem Gehirn immer Bahnungsprozesse (Priming) ablaufen, die wir aktiv nutzen können, indem wir den Scheinwerfer der Aufmerksamkeit auf das richten, was wir vergrößern wollen.

Wenn Sie mögen, nehmen Sie sich etwas Zeit für folgende Fragen:
- An welchem Ort fühlen Sie sich sicher?
- Mit welchem Menschen fühlen Sie sich sicher?
- Bei welchen Tätigkeiten fühlen Sie sich sicher?
- Woran merken Sie es, wenn Sie sich geborgen fühlen? Und wo im Körper spüren Sie das?
- Womit fühlen Sie sich verbunden?
- Haben Sie einen Leitstern, etwas oder jemanden, an dem Sie sich orientieren?
- Was lässt Sie staunen?

Verbundenheit im Miteinander erleben wir besonders dann, wenn wir einander zuhören, wenn wir uns bemühen, wirklich beim Gegenüber zu sein. Der amerikanische Psychologe Rick Hanson hat das einmal sinngemäß so formuliert: „Du lernst mehr vom Zuhören als vom Sprechen." Wie fühlt es sich an, wenn Ihnen jemand nicht zuhört? Und wie, wenn genau das geschieht? Woran erkennen Sie eine gute Zuhörerin? Vermutlich an einem guten inneren Gefühl, an einem Gefühl von Verbundenheit und Nähe. Einfühlsames Fragen gehört mit Sicherheit auch dazu.

Die intensivste Form der Verbundenheit ist die *Liebe*. Das bedeutet nicht nur die zwischenmenschliche oder gar partnerschaftliche Liebe, sondern auch die zu Tieren, Pflanzen, zur Natur als Gesamtheit oder zu einer spirituellen Dimension.

Auch hierzu können Sie einigen Fragen nachspüren, wenn Sie mögen:
- Wie fühlt sich das an, geliebt zu sein und zu lieben?
- Wo im Körper spüren Sie das? Wann haben Sie es zuletzt erlebt?
- Was hat Sie Ihr Leben bisher über die Liebe gelehrt? Welche beglückenden Erfahrungen haben Sie dabei gemacht?
- Sind Sie dabei auch in eine spirituelle Dimension vorgestoßen?

Und vielleicht geht es Ihnen so wie vielen Menschen, dass Sie Liebeslieder und Liebesgedichte besonders mögen. Wenn ja, welche sind das?

Teil 3

Chancen der Angst

Wenn ich ein Ziel nicht direkt erreichen kann,
muss ich das Umfeld so verändern,
dass das Ziel erreichbar wird.
Hans-Dietrich Genscher

8. Die Kunst des Aufhörens

> Dort, wo man die Situation nicht mehr beherrscht,
> hört man auf, wenn man bei Verstand ist.
> HARALD WELZER[90]

„Ich will, dass ihr in Panik geratet"[91], erklärte Greta Thunberg auf dem Weltwirtschaftsforum in Davos 2019 an die Adresse der Regierenden und Wirtschaftsbosse aus aller Welt gewandt. Und sie fügte hinzu, dass sie diese Angst täglich spüre. Eine Generation junger Menschen hat dieses Gefühl von Angst aufgegriffen und eine weltweite Bewegung daraus gemacht, Fridays for Future.

Was wollte Greta Thunberg mit ihrem Aufschrei erreichen? Sicherlich nicht eine Zunahme von Angststörungen unter den Jungen. Ganz offensichtlich geht es ihr darum, Angst als Mittel einzusetzen, um etwas anzustoßen, als emotionale Motivation (in beidem steckt lat. *movere*, „etwas bewegen, in Bewegung setzen"!).

Nach dem Motto: Nur wer die Angst so wie ich im Nacken spürt, beginnt etwas zu verändern: „Ich will, dass ihr die gleiche Angst habt, die ich tagtäglich verspüre, und dann will ich, dass ihr handelt." Und entsprechend fährt sie fort mit ihrem Appell: „Ich will, dass ihr handelt, als befändet ihr euch in einer Krise. Ich will, dass ihr handelt, als stünde euer Haus in Flammen. Denn das ist der Fall."[92]

So verständlich das auf den ersten Blick erscheint, so lässt es eines außer Acht. Angst – oder gar Panik – alleine lähmt nur allzu oft und führt damit gerade zu Handlungsunfähigkeit oder Verleugnung; oder sie lässt uns in archaische, alte Denk- und Verhaltensmuster zurückfallen, die zu einer Lösung eben nur Altes beitragen können: „Wie psychologische Forschung vielfach gezeigt hat, geht Angst mit Genauigkeit, Kleinteiligkeit und Fehlervermeidung einher, nicht jedoch mit Offenheit, gedanklicher Weite und Mut für neue Ideen."[93] Letzteres ist allerdings genau das, was nötig ist, um die Herausforderungen der Gegenwart zu meistern: eine andere, weitere Perspektive.

Denn die Angst vor einer düsteren und lebensunwerten Zukunft, die bereits die nächste und übernächste Generation sehr deutlich treffen kann, wirkt sich heute schon gerade auf Kinder und Jugendliche aus. Sie spiegelt sich auch in der Namensgebung der Klimaaktivisten und -aktivistinnen der „Letzten Generation" wider, die gleichzeitig aber auch hoffnungsvoll darauf hinweisen wollen, dass sie die letzte Generation sind, die die Klimakrise noch abwenden können und deswegen zu radikalen Maßnahmen greifen.[94] Es mehren sich die Hinweise darauf, dass es eine neue Form der Angst gibt, die Klima- oder Eco-Angst genannt wird, die gravierende Auswirkungen auf die psychische und körperliche Gesundheit, vor allem junger Menschen haben kann. Das habe ich bereits in der Einleitung mit eindrucksvollen Zahlen zur seelischen Gesundheit dargelegt. Gerade während der Isolation der Corona-Lockdowns verstärkten sich diese

Ängste massiv. Die norwegische Schriftstellerin Maja Lunde, Autorin des sogenannten Klima-Quartetts, beschreibt in ihrem Buch *Als die Welt stehen blieb* (2021), wie ihre Ängste hinsichtlich Pandemie und Klimakrise während des Lockdowns mehr und mehr überhandnehmen:

> In den letzten Jahren ist meine Furcht immer mehr gewachsen. Ich schlafe schlechter. Manchmal wache ich mitten in der Nacht auf. Die Bilder von der Welt da draußen, von Bränden, Orkanen und Dürre, haben sich in mein Gehirn eingebrannt. Und das passiert im Übrigen nicht nur nachts, sondern immer häufiger auch tagsüber, wenn mich die Natur daran erinnert, dass etwas schiefläuft, wie an jenem Abend im Januar.
> Neben dieser Furcht empfinde ich auch eine Trauer über all das, was wir gerade verlieren. Die Trauer und die Furcht haben sich gemeinsam als eine starke Verzweiflung in meiner Brust festgesetzt, einer *Weltverzweiflung*. Und je mehr Raum diese Verzweiflung eingenommen hat, desto weniger Raum gab es für die guten Gefühle; Hoffnung, unter anderem.[95]

An ihrer Beschreibung zeigt sich sehr eindrücklich, wie die negativen Gefühle, Angst, Trauer und Verzweiflung, nach und nach alle positiven Empfindungen – und damit auch Handlungsimpulse – ersticken. Angst ist ein notwendiges Warnsignal, um uns aufzurütteln, braucht jedoch eine starke Partnerin an der Seite, eine positive Motivation wie Mut zu Veränderungen,

Entschlossenheit, auch Unbequemes auszuprobieren, und vor allem Hoffnung und Sinnerleben, um wirklich ins Handeln zu führen.

Es erscheint mir deshalb hilfreicher, von *Sorge* um den Planeten zu reden. Denn aus Sorge vermag *Fürsorge* zu werden, was uns viel eher hier und heute zum Handeln bewegen kann. Dafür allerdings ist es notwendig, unsere Gestaltungsmöglichkeiten zu ergreifen und endlich anzufangen *aufzuhören*. Ich glaube, dass der Soziologe Hartmut Rosa[96] recht damit hat, die modernen Gesellschaften in der Sackgasse der Steigerungsdynamik zu sehen. Aus dieser heraus stabilisiert sich unser System nur durch anhaltendes Wachstum, eben durch Steigerung von Produktivität auf allen Ebenen. Dass dies mit einem fortwährenden Ressourcenverbrauch einhergeht – man könnte auch wie Rosa von Weltverbrauch sprechen –, wird in der Regel ausgeblendet. Viele unserer Ressourcen sind tatsächlich endlich und könnten bald schon nicht mehr zur Verfügung stehen. Vor diesem Hintergrund macht beispielsweise eine Verkehrswende hin zu mehr Elektrifizierung wenig Sinn, ohne grundsätzlich neue Konzepte für Mobilität zu entwickeln. Wenn ein Auto im Schnitt 23 Stunden am Tag steht und in der Regel nur von einer Person genutzt wird, zeigt dies ein gravierendes Missverhältnis auf. Damit müssen wir uns meiner Ansicht nach beschäftigen.

„Hätten wir kulturell ein Konzept oder auch nur eine praktische Vorstellung von Endlichkeit", macht Harald Welzer in seinem *Nachruf auf mich selbst* deutlich, „würde die Suche nach Lösungen unweigerlich eine andere Richtung einschlagen müssen: Dann ginge es nicht mehr um so merkwürdig magische Dinge wie eine ‚Decarbonisierung der Wirtschaft', bei gleichzeitigem Anwachsen der Produktmenge und jeden Aufwands, der für ihre Herstellung nötig ist, sondern um eine Verringerung des wirtschaftlichen Stoffwechsels, also um weniger Produkte und um weniger Aufwand für ihre Herstellung."[97]

Der Wachstumsgedanke, der die kapitalistische Welt seit der Industrialisierung antreibt, rechnet mit der Unendlichkeit von Prozessen und er bezieht irgendwie auch die eigene Existenz mit ein. Grünes Wachstum ist einer dieser neuen Megatrends, der weiterhin vom Wachstumsgedanken getragen ist. Doch wie schon Albert Einstein klarstellte: „Die bedeutenden Probleme, denen wir uns gegenübersehen, können nicht durch dieselbe Denkweise gelöst werden, durch die sie entstanden sind."[98] Macht man sich tatsächlich die Begrenztheit und Endlichkeit unserer Ressourcen bewusst, wird klar, wie absurd ein Festhalten am bisherigen Steigerungs- und Wachstumsdenken ist, sei es nun „grün" oder nicht. Für die Lösung der gegenwärtigen Krisen bedarf es völlig neuer Ansätze.

Es braucht etwas, was wir verlernt haben oder als Menschheit vielleicht noch nie wirklich kultiviert haben: die Kunst des Aufhörens. „Aber wir haben leider keine Methodik des Aufhörens, weil es dem magischen Denken unserer gegenwärtigen Sinnwelt nach ja immer weitergeht und Endlichkeitsprobleme systematisch nicht existieren", beschreibt Welzer dieses Dilemma weiter. „Weg-von-hier, das ist das Ziel. Weil wir keine

Methodik des Aufhörens haben, hören wir auch nicht auf."[99] Ganz so einseitig, wie Welzer es sieht, würde ich es nicht betrachten. Aufhören zu können erscheint als eine Notwendigkeit im Bewusstsein der Endlichkeit. Beide Aspekte berühren sich somit und gehen manchmal auch ineinander über. Wir kennen uns durchaus mit Endlichkeit und Zu-Ende-Gehen aus und haben damit schon unzählige Erfahrungen gemacht; meist werden diese jedoch nicht bewusst reflektiert und sind dadurch weniger präsent. Endlichkeit begegnet uns vielerorts, sie ist Teil unseres Lebens im Kleinen wie im Großen. So wohnt jedem Tag mit der Nacht ein Ende inne, jede Jahreszeit endet, genauso jedes entspannte Wochenende und jeder noch so schöne Urlaub, auch wenn wir das oft gerne ausblenden. Auch manche damit verbundenen Rituale sind ins Abseits geraten, weil sie nicht selten im Kontext des Kirchenjahres standen, zum Beispiel das Erntedankfest und erst recht Trauertage wie Allerheiligen oder Allerseelen.

Und wahrscheinlich beginnt das Dilemma mit dem Aufhören schon an den Stellen, wo wir uns über diese natürlichen Grenzen hinwegsetzen, ohne uns mit den Konsequenzen zu beschäftigen. Wir können die Nacht zum Tag machen, wir bekommen durch weltweite Handelswege täglich alles auf den Tisch, wenn wir wollen, ohne Bezug zu Erntezeiten und Fruchtfolgen. Hier spätestens fängt das Aufhören an, das bewusste Neinsagen, der eigene Willensakt gegenüber dem Verfügenkönnen. Wir steckten nicht derart tief in den aktuellen Krisen, wenn sich Wirtschaft und Politik rechtzeitig darum gekümmert hätten und nicht einseitig auf stetiges Wachstum zum günstigsten Preis gesetzt hätten. Spätestens seit dem ersten Bericht des Club of Rome 1972 wussten diejenigen, die es wissen wollten, dass unsere Ressourcen auf diesem Planeten endlich sind.

Sich mit dem Gedanken des Aufhörens auf eine neue, in unsere Zeit passende Weise zu beschäftigen, scheint mir deshalb eine sehr sinnvolle Aufgabe zu sein. Dabei geht es nicht nur um den Aspekt des Verzichts, der uns momentan an allen Ecken anspringt, sondern auch um die Frage, was dann beginnen kann, wenn wir mit Konsum und Ressourcenverbrauch aufhören. Gerade an diesem Punkt trafen die Corona-Lockdowns viele Menschen besonders hart, weil auf einmal vieles stillstand, *aufhörte*, was die moderne Welt antreibt und nicht selten auch zusammenhält: Mobilität, Konsum, Reisen, Events und vieles mehr. „*A blessing in disguise*", beschreibt Maja Lunde bewusst pathetisch diese Situation, die uns so zum Innehalten und Hinterfragen unserer bisherigen Lebensweise und Konsumgewohnheiten gezwungen hat: „Wir haben uns immer wieder gefragt, wie wir es schaffen könnten, nicht mehr Auto zu fahren, zu fliegen, zu kaufen und zu konsumieren, und das war die Antwort", um dann selbst zu dem Schluss zu kommen: „Sie gefällt mir nicht."[100]

Wie könnte es uns gelingen, diesen Schritt freiwillig zu gehen, aus dem Aufhören eine Kunst zu machen? Ich bin davon überzeugt, dass der Weg dahin über die Chancen und das Potenzial von Lassen und Verzichten führt. Das gilt nicht nur deshalb, weil Angst letztlich auch ein wichtiges Signal zum Aufhören ist – wie schon der diesem Kapitel vorangestellte Ausspruch Welzers anklingen lässt –, sondern auch weil das (Los-)Lassen Körper und Seele guttut. Dass alles zu viel ist – und dieses Gefühl hat längst den Freizeitbereich erreicht –, ist eine Alltagserfahrung geworden, von der wir höchstens im Urlaub ein wenig Abstand gewinnen. Wir leben in einer Welt des Zuviel, die zu einem kollektiven Burnout-Erleben führt. Wir reden bereits vom „Freizeitstress", was einerseits etwas nahezu Paradoxes beschreibt, andererseits die Not unserer Zeit auf den Punkt bringt. Was wie ein Luxusproblem erscheint, verweist mit großer Deutlichkeit auf uns selbst. Denn wir sind nicht nur Opfer dieses Weltverhältnisses, sondern immer auch seine Gestaltenden.

Die Lösung scheint klar: weniger. Wenn es doch nur so einfach wäre! Denn auf der anderen Seite wissen wir alle, dass es eine Abneigung oder zumindest eine Zurückhaltung gegenüber Veränderungen gibt. Das liegt zum einen an der Funktionsweise unseres Gehirns, das nun einmal am liebsten in gewohnten Bahnen denkt, zum anderen aber auch daran, dass wir bereits eine Menge investiert haben und dies nicht verlieren möchten, zum Beispiel in eine berufliche Karriere, von der wir tief im Inneren vielleicht schon spüren, dass sie uns nicht glücklich machen wird. Deswegen muss Aufhören eingeübt werden. Welzer lädt dazu zu „Verzichtsabenteuern" ein.[101] Mir gefällt der Ausdruck, weil er den Begriff des Abenteuers nutzt. Abenteuer sind meist positiv besetzt und machen Lust auf sie. Und auf ein Abenteuer kann ich mich mal für eine bestimmte Zeit einlassen und dann Bilanz ziehen, die Veränderung sozusagen erst einmal ausprobieren. Fasten ist so ein

Verzichtsabenteuer. Es macht einen Unterschied, nach einem solchen Verzicht wieder in das Gewohnte zurückzukehren, man schaut mit anderen Augen auf die Fülle, genießt vielleicht intensiver und bewusster und verspürt unter Umständen so etwas wie Stolz. Dass Verzichten auch auf vielfältige Weise zur psychischen Gesundheit beiträgt, habe ich an anderer Stelle ausführlich beschrieben.[102]

Doch die Denkweise des Immer-mehr, des Höher-schneller-Weiter ist tief in uns verwurzelt, und erst langsam zeichnet sich bei einigen ein Umdenken ab, wie die letzte Bundestagswahl, 2021, gezeigt hat. Dennoch haben es politische Ideen, die von Maximen wie dem Aufhören geprägt sind, schwer. Rasch wird der Verzichtsbegriff zur politischen Keule, wie die „Grünen" es schon mehrfach erleben mussten. Man prangerte sie als Verzichtspartei an und stellte sie damit ins politische Abseits.[103] Und tatsächlich ist es mit dem Verzichten und Aufhören nicht so einfach. Überlegen Sie selbst, wie Sie zu Parteien stehen würden, die das Aufhören zu ihrer obersten Maxime erheben, eine Partei zum Beispiel, die erklärt, dass sie nach ihrer Wahl die individuelle Mobilität zugunsten einer vielleicht sogar kostenlosen Mobilität für alle einschränken wird, die der Autoindustrie nicht länger den roten Teppich ausrollt, in dem Bewusstsein, dass das Arbeitsplätze kosten wird. Und was ist mit einem Parteiprogramm, das auf Tierwohl setzt oder uns dazu auffordert, den Urlaub im nächsten Umkreis zu verbringen, das mit anderen Worten zu Verzicht aufruft und antritt, ihn auch tatsächlich umzusetzen? Zurzeit wagt dies aus den oben genannten Gründen keine größere Partei konsequent, die an die Regierung will.

Durch den Ukraine-Krieg mit all seinen schrecklichen Folgen erleben wir plötzlich eine allgemeine Verzichtsdebatte. Alle sollen wir Energie einsparen und selbst die heilige Kuh der deutschen Wohlstandsgesellschaft, das Tempolimit auf Autobahnen, wird von den meisten nicht mehr gänzlich infrage gestellt. Durch massive steigende Energie- und Verbrauchskosten sind viele Menschen tatsächlich zu vielerlei Verzicht gezwungen, was zu neuen sozialen Spannungen führen kann. Und es stimmt: Wir Menschen verändern uns meist erst dann, wenn wir nicht mehr anders können. Das erlebe ich täglich bei meinen Patientinnen und Patienten, die oft erst durch eine persönliche Krise oder Krankheit Veränderungsschritte wagen, die sich lange schon abgezeichnet haben. Nicht selten höre ich dann die nur auf den ersten Blick unverständlich klingende Einsicht, dass Krankheit oder Krise letztlich ein Segen waren – *„a blessing in disguise"*, wie schon oben angesprochen. Interessanterweise berichten das auch Betroffene einer Krebserkrankung, selbst wenn unklar ist, wie diese ausgeht. Krisen wohnt immer schon ein großes Veränderungspotenzial inne. Es ist menschlich und normal, dass wir bis dahin Veränderungen gerne aufschieben. Denn in der Regel kosten sie auch etwas.

Ginge es auch anders? Aufhören, wenn es am schönsten ist. Diesen Satz hat vermutlich ein jeder, eine jede schon einmal gehört, nicht selten in der Kindheit, wenn uns die Eltern aus dem zeitlos vertieften Spielen ins Haus riefen. Dahinter steckt allerdings psychologisch viel mehr. Und das könnte im Hier und Heute beim Aufhören tatsächlich eine Hilfe sein. Uns bleibt nämlich bei vielen Dingen der letzte Eindruck am intensivsten hängen: die letzten drei Regentage eines sonst sonnigen Urlaubs, das schale Ende eines Festes, auf dem man zu lange geblieben ist, oder auch ein kurzer Schmerz am Ende einer sonst kaum spürbaren medizinischen Prozedur. Wir tun uns und unserem Geist, Herz und Erinnern tatsächlich etwas Gutes, wenn wir es schaffen, dort aufzuhören, wo es (noch) gut ist. Darin steckt auch die Weisheit des Verzichts auf das vielleicht noch mehr Steigerbare, auf das mögliche Optimum, was es allzu oft nicht gibt.

Die Herausforderung beim Aufhören ist nicht nur das vermeintliche Weniger – vermeintlich deswegen, weil häufig bei näherer Betrachtung und einem persönlichen Ausprobieren Wachstum und Gewinn erlebbar werden –, sondern auch die Beschäftigung mit den Grenzen des Wachstums und in letzter Konsequenz mit der eigenen Endlichkeit, dem eigenen Tod. Hier erwarte ich fast den größeren Widerstand. Haben wir uns doch mithilfe der Aufklärung mühsam und mittlerweile in den Augen der meisten erfolgreich aus der jahrhunderte- oder gar jahrtausendealten Umklammerung der Kirche gelöst, die mit der Angst vor Tod und Hölle Anpassung, Unterwerfung und Gehorsam predigte. Mit zunehmender Emanzipation aus der Enge dieser Autorität und mit Betonung der Individuation haben wir uns allerdings auch von vielen Werten entfernt, die uns lange unhinterfragt Orientierung boten. Dies gilt im Besonderen für die letzten Fragen des

Lebens. Die Beschäftigung mit der eigenen Endlichkeit stellt uns genau vor diese Frage: Was zählt wirklich? Und wie will ich gelebt haben, wenn ich abtrete? Und abtreten müssen wir alle, wie sehr die moderne Medizin sich auch der Unsterblichkeitsphantasie verschrieben hat. Wohin auch immer jene sich noch entwickeln wird, daran wird sich meiner Überzeugung nach nichts ändern. Schon heute sehen wir, dass die Lebenserwartung in den Vereinigten Staaten Amerikas wieder rückläufig ist.

Nehmen wir unsere eigene Endlichkeit in den Blick, dann bekommt der Tod wieder eine Bedeutung für das Leben und wird nicht in eine ferne Zukunft verbannt, die möglichst nicht eintreten soll. Unsere Vorfahren vor 250 Jahren und früher lebten nicht mit dieser Grenzenlosigkeit und Unendlichkeitsphantasie. Dafür war das Leben viel zu kurz, die durchschnittliche Lebenserwartung höchstens halb so lang wie heute, der Tod ein ständiger Begleiter. So gab es auch nicht den Zwang, etwas aus sich und seinem Leben zu machen. Die wenigsten verließen je ihr Dorf, geschweige denn ihr Land. Die Weltreichweite, von der Hartmut Rosa spricht, war minimal. Man war eingebunden in einen Generationenzusammenhang, der kaum Raum für einen individuellen Lebensentwurf ließ.[104]

Johann Sebastian Bachs Schicksal (1685–1750) ist typisch für den allgegenwärtigen Tod in der damaligen Zeit. Mit zehn Jahren wurde er Vollwaise und wuchs bei seinem ältesten Bruder auf. Schon mit fünfzehn Jahren nahm er sein Leben selbst in die Hand, indem er als Chorknabe in Lüneburg sein erstes Geld verdiente und sich vor allem autodidaktisch der Musik widmete. Er hatte mit seinen beiden Ehefrauen zwanzig Kinder, von denen die Hälfte nicht älter als vier Jahre alt wurde. Aus seiner ersten Ehe mit Maria Barbara Bach, die ebenfalls früh starb, überlebten von sieben Kindern vier. Zwei starben bereits bei der Geburt, eines mit einem Jahr. Vom Tod seiner ersten Frau erfuhr Bach auf einer Reise mit dem Köthener Fürsten, bei seiner Heimkehr fand er sie bereits begraben. Aus der zweiten Ehe mit Anna Magdalena wurden dreizehn Kinder geboren. Auch von diesen erreichten nur sechs das Erwachsenenalter, zwei starben bei der Geburt und vier im Alter zwischen einem und vier Jahren. 24-jährig starb ein weiterer Sohn. Der Tod war Bachs ständiger Begleiter und wird in zahlreichen Kantaten von ihm verarbeitet. Am Ende seines eigenen Lebens kam durch eine Augenerkrankung auch noch der Verlust der Sehkraft hinzu.[105]

Menschen wurden durchaus auch älter, die Lebenserwartung war aber vor allem durch die hohe Säuglings- und Kindersterblichkeit nur etwa halb so hoch wie heute. Man konnte nicht damit rechnen, dass mit der Geburt eines Kindes jemand auf die Welt kam, der einen mit Sicherheit überlebte und unzählige Lebensjahre der Entfaltung und persönlichen Entwicklung vor sich hatte.

Mit der Industrialisierung und der damit verbundenen Kolonialisierung der Welt änderte sich der begrenzte Horizont der Menschen radikal und erfasste das Individuum genauso wie die Gesellschaften. Verbesserte Hygienemaßnahmen zum ausgehenden

19. Jahrhundert trugen zu einem erheblichen Rückgang der Säuglingssterblichkeit bei. Und der Geist der Aufklärung setzte die Steigerungsdynamik in Gang, die bis heute nicht an Schwung verloren hat. (Möglicherweise vollzieht sich nun zu Beginn der zwanziger Jahre des 21. Jahrhunderts erstmals eine Korrektur.) Gleichzeitig ging damit der Bezug zur Natur zunehmend verloren, die zum Mittel und Zweck für die immer weiter entgrenzte Steigerungslogik wurde. „Gerade indem wir systematisch davon absehen konnten, Natur zu sein, konnten wir Natur als etwas betrachten, was nicht wir selbst sind, sondern was uns in unterschiedlichen Verhältnissen gegenübersteht: freundlich, feindlich, besitzbar, nutzbar usw."[106], so Welzer. Man könnte ebenso sagen, dass wir auch die Natur kolonialisiert und uns unterworfen haben. Mehr und mehr erleben wir heute, was das bedeutet. So ist die Corona-Pandemie bisherigen Ergebnissen nach höchstwahrscheinlich Folge aus der immer größer werdenden Zerstörung von Lebensräumen wilder Arten und dem dadurch zunehmend engen Kontakt von uns Menschen mit diesen Wildtieren. Denn dadurch erhöht sich die Wahrscheinlichkeit massiv, dass Krankheitserreger auf uns überspringen und erst bei uns eine Gefährlichkeit entfalten, die sie für Tiere nicht haben. Machen wir so weiter wie bisher, sind weitere Epi- und Pandemien wahrscheinlich.

Welzer beschreibt die Entfremdung des Menschen von der Natur, und die Corona-Pandemie hat uns deutlich vor Augen geführt, wohin das führen kann. Einen Weg der Rückbesinnung auf unsere Natur, auf die Untrennbarkeit unserer Verbundenheit mit der

Natur, klang in Kapitel 6 im Abschnitt über Ehrfurcht schon an; das Empfinden von Ehrfurcht kann uns einbetten in etwas Größeres, ganz gleich wie wir das nennen. Ein anderer Zugang führt über die Beschäftigung mit der eigenen Endlichkeit. Auch das Bewusstsein um die eigene Endlichkeit kann wiederum Ehrfurcht wecken, für das, was hier und jetzt ist, für meine Existenz in dem Ozean der Unendlichkeit. Oft sind es eigene Grenzerfahrungen, wie auch bei Harald Welzer, der nur mit Glück einen schweren Herzinfarkt im April 2020 überlebte, die uns mit Vehemenz auf dieses Thema stoßen. Ich habe schon zahllose Patientinnen und Patienten gesprochen, die erst durch eine schwere Erkrankung Veränderungsschritte initiierten. Das ist menschlich und normal und dennoch ein Weckruf, nichts auf die lange Bank zu schieben, was mir wirklich wichtig ist. Nicht umsonst bereuen viele Sterbende das ungelebte Leben, die ungelebten Beziehungen, Gefühle, Wünsche und Bedürfnisse.

Durch einen persönlichen Verlust einer nahen Freundin trat die Künstlerin Candy Chang 2011 mit einer ungewöhnlichen Aktion an die Öffentlichkeit.[107] In ihrer Nachbarschaft in New Orleans nutzte sie eine leere Wand auf einem verlassenen Grundstück und schrieb den Satz daran: „Before I die I will …" (Bevor ich sterbe, werde ich …). Sie legte bunte Kreide dazu und überließ die Wand der Öffentlichkeit. Das Ergebnis war überwältigend. Zahllose Menschen blieben stehen, um etwas zu notieren. Sie kamen ins Gespräch – mit sich und mit anderen. Plötzlich war das Thema Tod aus der Tabuzone mitten ins Leben gekommen und sogar zu einem überraschenden Ratgeber für so manche geworden. Bis heute gibt es über fünftausend solcher Wände, im Internet findet man zahlreiche Ideen zu dem Thema und auch einige Filme der letzten Jahre drehen sich indirekt um die berühmten Bucket-Listen. Es geht auf unterschiedliche Weise stets um die Frage, wie ich gelebt haben möchte und welche Spuren ich auf dieser Welt hinterlassen will.

Was passiert, wenn wir versuchen, den Tod auszutricksen, erzählt das Grimm'sche Märchen vom „Gevatter Tod". Der Tod wird zum Paten für das dreizehnte Kind eines armen Mannes. Als der Junge heranwächst, zeigt er ihm ein Kraut, womit er Kranke zu heilen vermag. Wenn er dabei den Gevatter Tod an ihrem Kopfende erblickt, darf er sie damit heilen. Nicht aber, wenn er ihn zu ihren Füßen sieht. Und wie es typisch für Erzählungen und Märchen dieser Art ist, warnt der Tod ihn davor, das Gebot zu übertreten. Der junge Mann wird mit dieser Fähigkeit zu einem berühmten und reichen Arzt. Als eines Tages zunächst der König, dann dessen Tochter, die ihm im Falle ihrer Heilung zur Frau versprochen wird, schwer erkranken, bricht er das Gebot. Trickreich kommt er auf die Idee, obwohl der Tod am Fußende der Sterbenden erscheint, das Bett einfach herumzudrehen. Nach der Heilung des Königs wird er noch verwarnt, als er allerdings auf die gleiche Weise das Sterbebett der Königstochter manipuliert, muss er selbst sterben.

Die Botschaft ist eindeutig: Der Tod lässt sich nicht austricksen und wir wissen nie, wie weit unser Lebenslicht schon abgebrannt ist. Ich bin überzeugt davon, dass das auch dem Transhumanismus nicht gelingen wird, der darauf setzt, mithilfe technologischer Mittel, der Digitalisierung des menschlichen Bewusstseins und der Erschaffung körperloser Existenzen, die Grenzen der Sterblichkeit zu verschieben, um sie baldmöglichst zu überwinden. Hierbei handelt es sich um Allmachtsphantasien, die das Schicksalhafte allen Lebens nicht überwinden werden können, allerdings die Angst davor als ständige Begleiterin geradezu hervorbringen müssen. Denn wenn ich theoretisch unendlich lange leben könnte, müsste ich ja umso mehr stets gewahr sein, durch einen Unfall dennoch ums Leben zu kommen.

Es ist gut, wenn wir uns das immer wieder bewusst machen und dass wohl fast alle gegenwärtig Lebenden zu diesen Möglichkeiten niemals Zugang bekommen werden.

Halten wir fest: Der Tod betrifft uns weiterhin! Wenn das so ist, sollten wir uns mit ihm und unserer eigenen Endlichkeit befassen. Dabei kann es uns helfen, uns mit Menschen zu beschäftigen, die uns ein gutes Sterben vorgelebt haben. Vielleicht ganz bewusst den Kontakt mit dem Sterben, wo er sich ergibt, aufzusuchen und nicht zu vermeiden. Gibt es ältere Menschen, die Sie sich im Umgang mit der Endlichkeit des Lebens zum Vorbild nehmen können? Und haben Sie vielleicht schon miterlebt oder davon gehört, wie jemand friedlich und lebenssatt, wie es so schön heißt, gestorben ist?

Sich damit immer wieder einmal zu beschäftigen, ist sinnvoll. Erstens kann dadurch die Angst vor dem eigenen Tod kleiner werden, zweitens trägt es zur Besinnung auf das Wesentliche in unserem Leben bei und lässt uns dadurch drittens leichter dort ankommen, wo wir sind. Ankommen gelingt mit dem dankbaren Blick auf das, was gut ist, was gelingt und was wir bereits erreicht und unverdient geschenkt bekommen haben, wie schon in Kapitel 4 „Ankommen statt Weg-von-hier" ausgeführt. Nicht mehr weg von mir zu streben, um ganz anders zu sein, als ich eigentlich bin, reduziert den Leistungsstress massiv und damit auch die Angst vor dem Tod.

Meine Mutter hat mir mit ihrem Sterben und Tod genau dieses großartige Geschenk hinterlassen. Sie strahlte zum Ende ihrer schweren Erkrankung im Angesicht ihres bevorstehenden Todes eine Zufriedenheit und Gelassenheit aus, die weite Kreise zog. Familie, Freunde und Verwandte spürten genauso wie das Palliativteam, dass hier jemand im Frieden mit sich und seinem Gott war und dass der Tod keinen Schrecken mehr darstellte. Meine Mutter konnte uns dieses Geschenk auch hinterlassen, weil sie bis zuletzt in unser Leben eingebettet blieb, nicht in einem Krankenhaus oder Pflegeheimzimmer, sondern im Wohnzimmer, mitten im Leben. Genau dorthin gehören Tod und Sterben: mitten ins Leben.

Schon durch den Tod meines Großvaters, als ich achtzehn Jahre alt war, hatte ich eine wichtige und gute Erfahrung mit Tod und Sterben gemacht. Auch er, der jahrelang in unserer Familie mitgelebt hatte, durfte eingebettet in diese Familienstruktur bis zuletzt dort sein. Mit seiner Bescheidenheit und Freundlichkeit strahlte er eine Würde aus, die angesichts des Todes größer und größer wurde. Dadurch verlor sein Tod für mich als jungen Erwachsenen seinen Schrecken. Für diese Erfahrung bin ich bis heute dankbar.

Steve Jobs sagte 2005, kurz nach seiner ersten Krebsbehandlung, zu Studierenden in Stanford Folgendes über seine Erfahrung mit der eigenen Endlichkeit und dem Tod: „Niemand ist jemals entkommen. Und das ist so, wie es sein sollte, denn der Tod ist höchstwahrscheinlich die beste Erfindung des Lebens. Er ist der Vertreter des Lebens für die Veränderung. Er räumt das Alte weg, um Platz zu machen für das Neue."[108] Wenn uns auch nur in Ansätzen diese Sichtweise gelingt, den Tod als Wegbereiter für Neues zu sehen, dann, so bin ich mir sicher, können wir den Herausforderungen der Gegenwart gelassener, kreativer und verbundener begegnen. Dann erkennen wir vielleicht, dass das Ende immer auch einen Neuanfang eröffnet, so wie es in einem Gedicht von T. S. Eliot heißt: „Was wir den Anfang nennen, ist oft das Ende, und etwas zu beenden bedeutet, etwas anzufangen. Das Ende ist, von wo wir aufbrechen."[109]

Sie können sich an die Kunst des Aufhörens mit einigen Fragen herantasten, wenn Sie mögen:
- Haben Sie schon einmal erlebt, dass Sie etwas gut beenden konnten?
- Kennen Sie Menschen, die vorbildhaft mit etwas aufgehört haben?
- Was haben Sie oder die anderen Menschen dadurch gewonnen?
- Welcher Verzicht hat Sie zuletzt glücklich gemacht?

- Wann haben Sie das bemerkt? Sofort, nach Wochen, nach Monaten oder vielleicht sogar erst nach Jahren? Und woran haben Sie das gemerkt?
- Gibt es Menschen, deren Sterben und Tod für Sie ein Vorbild ist? Woran liegt das? Was ist diesen Menschen gelungen?
- Und wenn Sie die Frage von Candy Chang sich selbst stellten? Bevor ich sterbe, will ich …? Beziehen Sie dabei mit ein, wie Sie gelebt haben wollen. Es gibt eine Übung, die darin besteht, seine eigene Grabrede zu schreiben. Dabei geht es um viel mehr als das, was wir äußerlich erreicht haben.

9. Das Gute im Leben

> Wahrheit kann man an ihrer Schönheit
> und Einfachheit erkennen.
> RICHARD FEYNMAN[110]

Kennen Sie den „Pygmalion-Effekt"? Der junge amerikanische Psychologe Robert Rosenthal machte im Jahr 1963 eine bahnbrechende Entdeckung. Er unterteilte eine Anzahl gewöhnlicher Ratten zufällig in zwei Gruppen. Die eine Gruppe bezeichnete er gegenüber seinen Mitarbeitenden als speziell ausgebildet und intelligent, die andere als träge und dumm, was er auch an die jeweiligen Käfige schrieb. Nun bat er seine Studierenden, die Ratten bei ihrem Gang durch ein Labyrinth zu beobachten. Etwas Unerwartetes und Unfassbares passierte. Tatsächlich waren die „intelligenten" Ratten, die ja in Wahrheit kein bisschen schlauer waren, fast doppelt so schnell wie die anderen. Rosenthal war selbst mehr als überrascht, stellte dann allerdings fest, dass die vermeintlich intelligenteren Ratten fürsorglicher, liebevoller und erwartungsvoller behandelt worden waren, weil die Studierenden sie auf den Arm genommen und gestreichelt hatten; die angeblich dummen Ratten hingegen wurden quasi vernachlässigt.[111] Noch erstaunlicher war dann, dass sich dieser Effekt auch auf das Verhalten von Lehrenden gegenüber ihren Schülern und Schülerinnen übertragen ließ, was zahlreiche Studien bis heute immer wieder zeigen. Die positive

Erwartung an Menschen lässt diese wachsen und besser werden.

Leider gilt dies auch umgekehrt. Wenn wir von jemandem wenig erwarten, dann passiert genau das. Er oder sie entfaltet sich schlechter, zeigt sich weniger motiviert und bleibt deutlich hinter den eigenen Möglichkeiten zurück. Es geschieht eine Art Nocebo (das Gegenteil von Placebo) – man schadet durch die Macht negativer Worte: Was man befürchtet, tritt mit größerer Wahrscheinlichkeit ein, auch Golem-Effekt genannt.

Insofern hängt sehr viel davon ab, was wir gerade in schwierigen Zeiten, in Herausforderungen und Krisen von uns und anderen erwarten. Denn genau das erhält dann im Denken und Handeln leicht Vorfahrt. Es gibt also zahlreiche gute Gründe, den inneren und äußeren Scheinwerfer auf das Gute, auf das Gelingen, auf Sinn und Werte zu richten; nicht nur weil sie bei genauerer Betrachtung tatsächlich aufzufinden sind, sondern auch weil wir sie damit sozusagen boostern.

Im Grunde gut, so lautet der Titel des Buches von Rutger Bregman[112], in dem er die These vertritt, dass der Homo sapiens sich nur deshalb gegenüber den anderen menschlichen Gattungen durchgesetzt habe, weil er die Fähigkeit zur Freundlichkeit und Kooperation entwickelt hat. Nicht unbändiger Durchsetzungswille, Aggressivität und zur Schau gestellte Stärke gewährleisteten das Überleben, sondern ihr genaues Gegenteil. Bregman vertieft in seinem Buch auf eindrucksvolle Weise diese Sicht auf uns Menschen, die nach vielem, was in unserer gegenwärtigen Welt geschieht, zunächst kontraintuitiv erscheint. Ausführlich widerlegt Bregman auch zahlreiche sozialpsychologische Experimente (u. a. Standford Prison und Milgram)[113], die die Schlechtigkeit von uns Menschen gerade nach den Erfahrungen der Nazi-Diktatur zu beweisen versuchten), indem er nachweist, auf welche Weise diese manipuliert waren, um genau die Sichtweise auf die Boshaftigkeit von uns Menschen zu bestätigen. Folgt man seiner Argumentation und seinen Recherchen, erscheint es schlüssig und nachvollziehbar, dass ein freundliches Kooperieren, das den Gemeinschaftsgeist stärkt, dem Überleben viel besser dient. Wenn ich mich in die aus evolutionärer Sicht noch gar nicht so weit zurückliegenden Zeiten unserer Vorfahren versetze, kann ich mir schlecht vorstellen, dass Einzelkämpfer überhaupt eine Überlebenschance hatten.

Bregman verweist in diesem Zusammenhang darauf, dass nur der Mensch erröten kann. Das unangenehme Gefühl der Scham hatte und hat eine enorme soziale Bindungskraft. „Leute, die erröten, lassen erkennen, dass sie etwas darauf geben, was andere von ihnen denken. Das schafft Vertrauen, weshalb wir besser zusammenarbeiten können."[114] Wir teilen uns unserem Gegenüber über den Gesichtsausdruck insbesondere der Augen mit. So treten wir in Verbindung, schaffen eine vertrauensvolle Basis des Miteinanders in sozialer Gemeinschaft und lernen voneinander, was uns in der Evolution weiter gebracht hat als alle anderen Menschenarten. In Machtpositionen scheint dieser Effekt leider verloren zu gehen, Macht scheint Menschen eher schamlos zu machen – oder solche Menschen anzuziehen –, was man gegenwärtig an einigen prominenten

Politikern (es sind leider sehr oft Männer) beobachten kann. Es sollte uns deswegen nicht gleichgültig sein, wenn das passiert. Macht sollte begrenzt sein, am besten geteilt und zeitlich befristet. Demokratien bieten dafür gute Voraussetzungen, die immer wieder verteidigt werden müssen.

Mir fällt dazu eine alte Weisheit der Cherokee-Indianer ein. Darin erzählt ein Großvater seinem Enkel am Lagerfeuer, dass jeder Mensch zwei Wölfe in sich trage, einen finsteren und aggressiven, der zu Machtmissbrauch, Gier und Arroganz neigt, weil er nicht selten unter Minderwertigkeitsgefühlen und Ängsten leidet, sowie einen liebevollen und freundlichen, der sich für Güte, Aufrichtigkeit und Liebe einsetzt. Interessiert fragt der Enkel, wer denn die Oberhand behalte im Laufe des Lebens. Darauf antwortet der Großvater: Derjenige, den du fütterst. In Anlehnung an diese Indianergeschichte kommt es darauf an, welchen Wolf wir in uns nähren. Mit anderen Worten: Wir entscheiden jeden Moment aufs Neue, welche Seite in uns wir pflegen, welcher Seite wir Raum geben, welche Seite wir entfalten, die kooperativ-gemeinschaftsorientierte oder die auf Abgrenzung, Gewinnmaximierung und Konkurrenz ausgerichtete.

Und wir können uns in jedem noch so schwierigen Moment entscheiden, ob wir auch auf das Gelingende achten – das Ergebnis dessen, was wir nähren, sozusagen; ob wir uns bewusst darin üben, die positiven Veränderungen an jedem einzelnen Tag, im Laufe eines Jahres, in den letzten zehn, zwanzig, fünfzig, hundert oder gar tausend Jahren zu betrachten, die es immer gibt und gegeben hat. Das bedeutet nicht, Leiden, Not und Verzweiflung zu negieren oder eine rosarote Brille aufzusetzen. Im Gegenteil: Ohne aktives Zutun tragen wir oft unbemerkt mindestens eine graugetönte, manchmal auch eine fast schwarze Brille, weil unser Gehirn in seiner Evolution gelernt hat, zuallererst Gefahren zu erkennen und diese um jeden Preis abzuwenden. Das geht am besten, wenn man zunächst einmal in fast allem eine Bedrohung sieht, die sogenannte negative Voreingenommenheit. Davon hängt dann allerdings ab, erstens, wie es uns körperlich und seelisch geht, zweitens, wie kreativ wir nach Lösungen Ausschau halten und diese auch finden, sowie drittens, wie kooperativ und hilfsbereit wir sind. Ins Gelingen verliebt zu sein, kann alles verändern!

Was uns dabei noch helfen kann, ist die Beschäftigung mit *Freundlichkeit, Freude und Schönheit*, die aus meinem Verständnis immer etwas mit dem Gelingen zu tun haben und deswegen Resilienz und Optimismus in uns fördern.

Wer hat nicht schon erlebt, dass ein Lächeln unseres Gegenübers uns selbst zum Lächeln bringt und dass umgekehrt ein Lächeln auf unserem Gesicht unser Gegenüber ebenso dazu veranlasst, freundlicher in die Welt zu schauen. Freundlichkeit steckt an und macht das Leben leichter. *Freundlichkeit* ist ein Wert an sich. Seit mir das bewusst geworden ist, halte ich nichts mehr vom Vorurteil der amerikanischen Oberflächlichkeit. Was immer sich aus einem freundlichen Lächeln entwickelt, ein flüchtiges Erwidern, ein kurzes Gespräch oder gar eine freundschaftliche Beziehung, es öffnet im jeweiligen Moment mein Herz, wenn ich das zulasse, und verändert dadurch den Augenblick. Allein hierfür lohnt sich ein freundliches Miteinander. Freundlichkeit kostet nichts, allerdings muss ich mich darum bemühen, mich daran erinnern, wenn ich gerade in Gedanken woanders bin, vielleicht gehetzt und unter Zeitdruck. Genau dann benötige ich selbst allerdings am meisten Freundlichkeit, zu der ich wiederum beitrage, wenn ich sie selbst verschenke. Freundlichkeit schafft *Verbind*lichkeit, sie *verbindet* uns miteinander und ist somit ein Schritt hin zu mehr Verbundenheit.

Mir scheint Freundlichkeit in einer Zeit zunehmender Aggressivität in so vielen Dingen des Alltags und auf den vielen Kanälen der digitalen Welt wichtiger denn je. Ich glaube, dass wir uns eigentlich alle danach sehnen, es dann jedoch schnell ins Hintertreffen gerät, wie es so oft bei den positiven Gefühlen geschieht. Sie benötigen deswegen umso mehr unsere Zuwendung und Kultivierung, ähnlich einer Pflanze, um die sich eine Gärtnerin mit liebevoller Hinwendung und Fürsorge kümmert. Genau darum geht es: sich um das Gute zu sorgen. Das ist im besten Sinne Fürsorge. Es ist das beste Mittel gegen Hass, Hetze, Aggression und Angst.

Schließlich tragen wir Freundlichkeit in die Welt, wenn wir uns darum bemühen, in unserem Gegenüber das Freundliche zu sehen. Dabei geht es nicht darum, das zu leugnen, was uns ärgert, enttäuscht oder nervt, sondern daneben und dahinter auch die andere Seite wahrzunehmen, die so viel rascher übersehen wird, wenn die negative Seite Nahrung bekommt. Und Nahrung gibt es immer. Bemühen müssen wir uns um die freundliche Sicht auf die Welt und unser Gegenüber. Wenn wir auf diese Weise zu mehr Freundlichkeit beitragen, reduziert das auch unsere Ängste, weil wir bei unseren Mitmenschen in andere, freundlichere Augen schauen. Dabei kann es auch helfen, nach den guten Absichten des Gegenübers Ausschau zu halten, die oft erst beim zweiten Blick erkennbar werden. Folgen wir unserem ersten Eindruck, sitzen wir häufig den alten Denkmustern auf. Vorurteile sind immer schneller und zementieren das Bekannte. Erst wenn wir wagen, das infrage zu stellen und uns auf das zunächst Fremde im Gegenüber einzulassen, sind Veränderungen möglich. Dabei hilft die Suche nach den guten Absichten und die Annahme, dass es die allermeisten Menschen eigentlich gut meinen.

Vor einiger Zeit sah ich einen Beitrag im Fernsehen, der von der Überwindung von Vorurteilen berichtete. Ein amerikanischer Regisseur hatte ausgesprochen fremdenfeindliche und islamkritische Personen eingeladen, ein muslimisch geprägtes Land in Afrika zu besuchen. Er sorgte dafür, dass alle beteiligten Personen sehr persönliche Begegnungen mit den Menschen der fremden Kultur machten, was nach relativ kurzer Zeit dazu führte, dass sich fast freundschaftliche Beziehungen entwickelten und die Vorurteile plötzlich keine Rolle mehr spielten. Die erfahrene Gastfreundschaft, die in vielen Kulturen bis heute als ein tiefes Zeichen von Freundlichkeit gelebt wird, und die persönlichen Beziehungserfahrungen, hatten den Bann gebrochen.

Der berühmte amerikanische Psychologe Gordon Allport hat sich sein Leben lang genau mit diesen Fragen beschäftigt: woher Vorurteile kommen und wie man sie am besten vermeidet. Seine einfache Antwort lautete: Kontakt. So sank beispielsweise der Rassismus weißer Seeleute mit der Anzahl der gemeinsamen Reisen mit schwarzen Kollegen von anfangs über 80 Prozent auf unter 20 Prozent nach vier gemeinsamen Schiffsreisen. Umgekehrt fanden zwei Soziologen heraus, dass Trump gerade von denen gewählt wurde, die meistens in ihrer Blase isoliert waren und am weitesten von der Grenze Mexikos entfernt lebten, wo Trump versprochen hatte, eine Mauer zu bauen.[115]

Ein Schüler Allports, Thomas Pettigrew, konnte die Kontakthypothese Jahrzehnte später anhand von 515 Studien aus 38 Ländern untermauern. „Die Schlussfolgerung: Kontakt funktioniert. Mehr noch, es gibt nur wenige Ansätze in der Sozialwissenschaft, für die es mehr Beweise gibt. Kontakt führt zu mehr Vertrauen, mehr Zusammengehörigkeitsgefühl und mehr gegenseitiger Hilfsbereitschaft. Er hilft dabei, die Welt mit den Augen eines anderen zu sehen. Und er verändert die Persönlichkeit: Menschen mit einem diversen Freundeskreis sind auch Fremden gegenüber toleranter. Kontakt ist außerdem ansteckend: Wer sieht, dass sein Nachbar ein gutes Verhältnis zu anderen hat, beginnt, an seinen Vorurteilen zu zweifeln."[116]

Für die Überwindung von Vorurteilen und Ängsten bedarf es der Begegnung mit dem Fremden und Ungewohnten. Hiervon erzählen Kinder- und Jugendbücher in vielfältiger Weise. Jim Knopf und Lukas der Lokomotivführer überwinden ihre Ängste und schließen dadurch Freundschaft mit dem einsamen Scheinriesen Tur Tur, der bei näherer Betrachtung so gar nichts Gefährliches mehr an sich hat. Auch die Räubertochter Ronja setzt sich über die bestehenden Vorurteile hinweg, als sie mit Birk Borkason aus der verfeindeten Räuberbande Freundschaft schließt und dadurch am Ende dazu beiträgt, dass sich auch die beiden Räuberhauptmänner miteinander aussöhnen. Und schließlich spielt auch bei Harry Potter die Begegnung mit Andersartigen – mit Nichtzauberern (Muggeln), Elfen, magischen Tierwesen – immer wieder eine Rolle und die Art des Umgangs mit ihnen, ob aufgeschlossen und dazu bereit, Vorurteile zu überwinden, oder andererseits ausgrenzend und diskriminierend, unterscheidet oft genau die „guten" von den „bösen" Zauberern, den Anhängern Voldemorts.

Dennoch ist diese Begegnung, diese schrittweise Annäherung besonders herausfordernd, weil Angst einerseits häufig den Blick über die Grenzen verhindert und andererseits ebenjenes Fremde und Unbekannte oft Angst macht. So braucht es Mut, diese doppelte Begrenztheit zu überwinden. Wenn wir das Freundliche im anderen Menschen suchen, gelingt das am besten. Weil wir soziale Wesen sind, die mittels der Spiegelneuronen in unserem Gehirn fühlen können, was in einem, in einer anderen vorgeht, wird dann eben auch bei uns Freundlichkeit aktiviert, wenn wir sie im Gegenüber entdecken. Wir sind miteinander verbunden, das zeigt sich auch hieran. Deswegen lohnt es sich umso mehr, das Positive zu kultivieren.

Wann ist Ihnen zuletzt Freundlichkeit begegnet? Woran haben Sie bemerkt, dass Freundlichkeit etwas verändert? Hat sie bei Ihnen etwas verändert? Beim Gegenüber? Spielt das überhaupt eine Rolle?

Ist es Ihnen schon einmal gelungen, auf Aggression mit Freundlichkeit zu reagieren? Was ist dabei passiert? Und wie haben Sie sich anschließend gefühlt?

Kennen Sie freundliche Menschen? Was unterscheidet diese von anderen? Wie fühlen Sie sich in ihrer Nähe?

Ebenso lohnt sich die Kultivierung von *Freude*. Freude ist ein Grundgefühl, sie gehört wesentlich zu uns Menschen, dennoch ist es mit der Freude nicht ganz einfach. Sprichworte wie „Die Strafe folgt auf dem Fuße" oder „Du sollst den Tag nicht vor dem Abend loben", verweisen auf eine gewisse Skepsis in unserem Kulturkreis gegenüber dem Auskosten des Guten, Freudvollen im jeweiligen Moment. Als ob man mit dem Aufschub dessen negative Erfahrungen verhindern könnte.

Meiner Ansicht nach verbirgt sich dahinter eine Art magisches Denken, wie es für Kinder recht typisch ist. Dieses zeichnet sich dadurch aus, dort Zusammenhänge herzustellen, wo sie logischerweise nicht bestehen, zum Beispiel davon überzeugt zu sein, etwas Befürchtetes zu verhindern, wenn man sich nichts Gutes gönnt und freudvolle Gefühle nicht zulässt. Magisches Denken schafft damit Ordnung in einer komplexen Welt und ermöglicht vermeintlich Einfluss – das beruhigt ungemein. Dieses magische Denken nützt allerdings niemandem etwas, im Gegenteil, es schneidet uns vom tiefen Erleben guter Momente ab, die nachweislich einen positiven Einfluss auf unsere Lebenszufriedenheit haben und uns dadurch widerstandsfähiger auch gegenüber Ängsten machen. Es spricht also alles dafür, Freude auszukosten, immer wieder mit allen Sinnen in dieses Gefühl einzutauchen und uns daran zu erinnern. Jede positive Erfahrung führt nachweislich zu neuen Nervenzellverbindungen in unserem Gehirn, die uns helfen, mit Belastungen, Herausforderungen und Ängsten besser umzugehen. Unser Gehirn baut sich ständig um – entsprechend seiner Nutzung. Gerade deshalb kommt es entscheidend darauf an, wie wir es nutzen!

Ich kenne allerdings auch viele Menschen, die belastende, verlustreiche und traumatische Lebenserfahrungen gemacht haben und es deswegen für besser halten, sich gar nicht mehr zu freuen. Sie wollen damit die Fallhöhe verringern. Die Logik dahinter ist zunächst nachvollziehbar: „Wenn ich mich nicht mehr freue, kann ich auch nicht mehr so enttäuscht werden." Genau dieses (unbewusste) Empfinden drückt Elif Shafak in der vorne schon zitierten Textpassage über die Teilung Zyperns aus (vgl. den Abschnitt „Transgenerationale Weitergabe von Traumata" in Kapitel 3): Sie beschreibt, dass Glück und Zufriedenheit deswegen gefürchtet werden, weil sie regelhaft Leid und Enttäuschung im Schlepptau haben und hatten. Ob diese Vorgehensweise hilft, wage ich zu bezweifeln. Denn für die Bewältigung des Schweren braucht man Ressourcen, und Freudefähigkeit ist eine Ressource, die ein hilfreiches Gegengewicht bieten kann.

Wer in Kindheit und Jugend immer wieder die Erfahrung machen musste, zunächst mit Zuwendung, Belohnung und vielleicht freudvollen Dingen geködert worden zu sein, um danach missbraucht zu werden, verbindet mit dem Freudigen leider genau das – höchste Gefahr. Diese Erfahrung ist schlimm, da sie positive Erlebnisse mit negativen Folgen verkoppelt. Sie hinterlässt häufig Spuren, die meist unbewusst sind. Sollten Sie so etwas in Ihrer Kindheit und Jugend häufiger erlebt haben, lohnt sich die nähere Beschäftigung damit, um diese fatale innere Verbindung zu lösen. Denn hier und heute besteht diese Zwangsläufigkeit nicht mehr. Dafür ist es hilfreich, sich erstens dessen bewusst zu werden, zweitens Verständnis für diesen Teil in sich zu entwickeln, der Angst hat, für freudige Gefühle bestraft zu werden, und drittens behutsam und geduldig neue, korrigierende Erfahrungen im Hier und Jetzt zu machen. Dabei ist entscheidend, wie Sie auf Ihre Lebenswirklichkeit schauen: mit einem verengten Trichterblick, der stets das Negative sieht, das Sie immer finden, wenn Sie danach suchen, oder mit dem umgekehrten, geöffneten Trichter, sodass Sie sehr bewusst all das sehen, was gut ist, gelingt und funktioniert.

Was hilft dabei? Offenheit für Neues, für das, was anders, unerwartet und ungewohnt ist. Denn nach den Erkenntnissen der Quantenphysik werden die Möglichkeiten zu unserer Realität, die wir erwarten. Lassen wir uns nur von Angst bestimmen, erhöhen wir die Wahrscheinlichkeit für das Eintreffen des angstvoll Erwarteten. Wenn wir uns also nicht bewusst mit unserer

Weltsicht beschäftigen, wiederholen wir meist die bekannten Muster unseres Denkens und Handelns. „Wenn Sie Ihre Regeln nicht ändern, erhalten und behalten Sie eine Wirklichkeit, in der es keine Möglichkeit für Veränderung gibt", so drückt es der Arzt Richard Bartlett aus. „Das liegt daran, dass Sie die Dinge in Ihrem Leben so eingerichtet haben, dass diese sich gemäß Ihrem Denken verhalten müssen. Das tun Sie natürlich nicht bewusst, sondern es läuft auf einer unbewussten Ebene ab. Allerdings wird es bewusst durch die Art gesteuert, mit der Sie in Ihrer Realität Dinge bemerken und erkennen." Und etwas später: „Sie werden das erleben, was Sie erwarten."[117]

Es ist wie beim anfangs beschriebenen Pygmalion-Effekt: Unsere Erwartungshaltung beeinflusst das Ergebnis, in diesem Fall unsere Wahrnehmung und unsere Möglichkeiten. Die Bezeichnung Pygmalion-Effekt geht zurück auf das Theaterstück *Pygmalion* des irischen Dramatikers George Bernard Shaw (1856–1950), das sich darum dreht, wie ein Blumenmädchen aus der Unterschicht als Angehörige der Londoner Oberschicht angesehen und entsprechend behandelt wird. Wie gelingt ihr das? Indem sie die Regeln ändert, dass die Herkunft über die Chancen von Aufstieg und Erfolg bestimmt, und den Erwartungen der Gesellschaft zuwiderhandelt, indem sie Sprachunterricht nimmt, sodass das einfache Blumenmädchen auf einmal als vornehme Dame auftreten kann. Dass das durchaus mit viel Witz und Humor einhergehen kann, zeigt das weltbekannte Musical *My Fair Lady*, das auf Shaws Vorlage basiert.

Denn auch Humor hilft. Er weitet den Raum und sprengt manches Mal die Grenzen. Er kann Beziehung stiften, wo es gerade schwer ist, und Erleichterung verschaffen, wo es eng geworden ist – in mir selbst und in Beziehung zu anderen. Von Viktor Frankl wird berichtet, dass er regelmäßig Witze mit Mitgefangenen in den Konzentrationslagern der Nazis austauschte. Was zunächst widersinnig erscheint, entpuppt sich als Überlebensschutz. Lachen reduziert die Stresshormone, verbessert die Immunität, löst Verspannungen, aktiviert das Herz-Kreislauf-System, es hilft gegen Ängste, stärkt das Gemeinschaftsempfinden und lässt Menschen auch harte Schicksalsschläge besser ertragen. Auch ein äußeres oder schon inneres Lächeln stößt die Tür zu den genannten positiven Effekten auf.

Harry-Potter-Autorin Joanne K. Rowling wusste offensichtlich darum, als sie den Irrwicht erfand, ein Wesen, das in Schränken oder Kommoden lebt, und wenn jemand diese öffnet, die Gestalt dessen annimmt, wovor diese Person am meisten Angst hat. Der Gegenzauber heißt „Riddikulus" – hier klingt schon das englische Wort *ridiculous*, „lächerlich" an – und funktioniert, wenn es einem gelingt, den Irrwicht mithilfe seiner Vorstellungskraft in eine Gestalt zu verwandeln, die einen selbst zum Lachen bringt. Humor hilft einmal mehr heilen!

Was bereitet Ihnen *Freude*? Welche kleinen Dinge zaubern Ihnen ein Lächeln ins Gesicht? Wobei strahlen Sie innerlich? Wer oder was hat Sie zuletzt erfreut? Denken Sie jetzt daran und Sie werden wahrnehmen, dass sich in Ihrem Inneren in diesem Moment etwas verändert. Haben Sie sich schon einmal von der Freude anderer anstecken lassen? Wann war das zuletzt?

Lachen bereitet oft Freude, selbst wenn man sich selbstverständlich auch ohne ein sichtbares Lachen freuen kann. Kennen Sie Witze oder lustige Episoden, über die Sie lachen können? Was lässt Sie sonst noch lachen? Und welche weiteren Formen von Humor mögen Sie? Über was haben Sie zuletzt gelacht?

Optimismus lässt uns freudiger sein. Man kann ihn erlernen, zum Beispiel, indem man auf das Gelungene schaut. Wenn Sie das ausprobieren wollen, dann schreiben Sie täglich drei Dinge auf, die Ihnen an dem jeweiligen Tag gelungen sind. Hilfreich ist auch eine Erweiterung der eigenen Perspektive: Welche Zukunft wünsche ich mir für meine Kinder, meine Partnerin oder meinen Partner oder jemand anderen? Was kann ich selbst heute dazu beitragen?

Schönheit empfinden

Auch der Begriff der Schönheit erscheint zunächst etwas verstaubt. Ich bin davon überzeugt, dass die Beschäftigung damit lohnt; dass es sich lohnt, Schönes zu entdecken, zu pflegen und zu kultivieren – ganz besonders jenseits der gängigen, von den Medien beworbenen Schönheitsideale. Schon der Blick in unsere Menschheitsgeschichte zeigt Aspekte von Schönheit. So haben Menschen nicht nur früh die Malerei entdeckt, sondern offensichtlich auch unterschiedliche Formen von Schmuck entwickelt. Dafür gab es keinen Zweck, wohl aber einen guten Grund: Schon unsere Vorfahren in Stammeszeiten haben sich an Schönem erfreut. Das Besondere an vielen schönen Dingen und Erlebnissen ist, dass sie oft zweckfrei und glücklicherweise häufig auch kostenlos sind. Überwältigende Naturerlebnisse sind ein typisches Beispiel hierfür. Ein Sonnenuntergang, das Vogelgezwitscher im Frühling, die überbordende Blütenpracht einer Pflanze, das Rauschen eines Gebirgsbaches, all das sind Dinge, die einfach *schön* sind. Solche Erlebnisse prägen sich besonders ein und bleiben oft lange in Erinnerung. Mit achtsamem Blick Schönheit in den Alltäglichkeiten des Lebens zu entdecken, erscheint mir eine hilfreiche Haltung.

Gerade in unserer konsumorientierten, von Fast Fashion und Beautytrends geprägten Gegenwartsgesellschaft vermag der Blick auf das natürlich Schöne ein Gegengewicht darzustellen, vor allem dann, wenn es nichts kostet. Weil vieles heute einer funktionalen Zwecklogik folgt, ist Schönheit ein wohltuender Kontrapunkt dazu. Und vielleicht noch viel mehr, nämlich der „natürliche Lebensraum des Menschen"[118]. Wenn ich Bilder unseres Universums sehe oder die Erde aus der Perspektive einer Raumkapsel, kommt mir stets nur ein Ausdruck in den Sinn: wie schön! Es ist sicherlich kein Zufall, dass sich hier Parallelen zum Gefühl der Ehrfurcht auftun. Denn überwältigende Schönheit kann uns zum Staunen bringen und uns uns gerade wegen und trotz der dabei oft empfundenen eigenen Kleinheit im großen Ganzen aufgehoben fühlen lassen.

Das Schöne findet sich sehr leicht vor allem in der unberührten Natur. Sie ist der bevorzugte Ort für das

Ästhetische. Deswegen locken uns immer wieder aufs Neue Reisen in Naturparks, Wanderungen in den Bergen oder Spaziergänge am Meer. Diese Orte aufzusuchen, erscheint aus verschiedenen Gründen sinnvoll. Nicht nur können wir in der Natur schneller entspannen, zur Ruhe kommen und abschalten, sondern wir werden auch kreativer und angstfreier. Aus den berühmten vier Wänden herauszukommen und in die Schönheit der Natur einzutauchen, stimmt uns positiver und macht uns zuversichtlicher, auch unsere Gedächtnisleistungen verbessern sich. Hinzu kommt, dass man sich in der Natur in der Regel bewegt. Und auch das wirkt sich positiv aus und schafft innerlich und äußerlich Raum. Das Gefühl von Zeitnot verändert sich und macht einer Erfahrung von Fülle Platz.

Das Genießen von Schönem stimuliert den Parasympathikus, unseren wichtigen Beruhigungsnerv und Gegenspieler des Sympathikus. Die meisten Menschen in der westlichen Welt sind heute meist im sympathikotonen Modus, der gekennzeichnet ist von Stress, Hast, Unruhe und Getriebensein. Das geht so lange gut, wie wir immer wieder auch zur Ruhe kommen, abschalten und aussteigen aus dem Hamsterrad der Beschleunigung. Unser Organismus kann mit akutem Stress gut umgehen, für chronischen Stress sind wir hingegen nicht gemacht. Dieser geht mit einer höheren Wahrscheinlichkeit für Herz-Kreislauf-Erkrankungen und Stoffwechselstörungen wie Diabetes genauso einher wie mit einer Zunahme von Ängsten und Depressionen. Dem Parasympathikus Raum zu geben, bedeutet ganz konkret, das Leben zu schützen.

So wie die schon zitierte Maus Frederik schöne Momente für den düsteren und kalten Winter sammelt, könnten wir Ähnliches tun: Erfahrungen wahrnehmen und sammeln (aufschreiben oder weitererzählen eignet sich dafür in besonderer Weise), die wir als überwältigend schön erlebt haben: einen Abend mit Freunden, ein besonderes Fest, einen Sonnenuntergang, eine zufällige Begegnung im Alltag und vieles mehr. Um den Wert dieser Erlebnisse zu verdeutlichen, können Sie ihn materiellen Werten wie einem neuen Auto oder einem anderen technischen Gerät gegenüberstellen. Werden Sie an dieses auch noch nach Jahren denken und werden Sie vor allem das spüren und innerlich erleben, was die erstgenannten Erfahrungen an Eindrücken hinterlassen?[119] Es wirft die Frage auf, was wirklich zählt im Leben, wovon ich zehren kann, was Bestand hat. Und noch etwas wird an dieser Stelle deutlich: Das Schöne ist meist das Nachhaltigere, dessen Wert bleibt und für den es sich einzusetzen lohnt.

Um nicht missverstanden zu werden: Es geht mir nicht um die angeblichen Schönheitsideale, die uns tagtäglich überall in Werbung und sozialen Medien entgegenlächeln und das Gefühl vermitteln, so wie sie sein zu sollen. Das nämlich ist das perfide Versprechen der Werbung: Wenn du dich so stylst, diese Beautycreme benutzt, jenes Auto fährst und vieles mehr, dann geht es dir gut, dann gehörst du dazu, dann wirst du glücklich sein. Das führt zu gesteigertem Konsumverhalten und einem Selbstoptimierungswahn, der nie befriedigt werden kann, Menschen aggressiver macht und die Unzufriedenheit durch wiederkehrendes Vergleichen befeuert.[120] Es gibt sogar eine Schönheit im Vergänglichen, das macht uns jeder Herbst aufs Neue deutlich. Der Künstler Andy Goldsworthy verdeutlicht das in seiner Naturkunst immer wieder auf eindrucksvolle Weise. Sogar im vermeintlichen Scheitern kann Anmut und Schönheit liegen, zum Beispiel in einem Sterbeprozess, der das Leben würdevoll zum Abschluss bringt.

Entdecken Sie also das Schöne, etwas, was Sie im Inneren berührt, was Sie staunend kurz innehalten lässt, was keinem Zweck dient! Das Schöne hat in diesem Sinne das Potenzial, etwas zur Rettung unseres Planeten beizutragen, denn durch „die Schönheit erkennt der Mensch den Wert von etwas, zum Beispiel der Natur. Mit dem Wert erkennt er auch den moralischen Appell, das Schöne nicht zu zerstören"[121], so der Philosoph und Theologe Johannes Hartl. Passend dazu hat der WWF Deutschland im Sommer 2022 das Foto-Projekt „Gemeinsam die Vielfalt der Natur festhalten" initiiert und dafür Tier- und Landschaftsaufnahmen gesammelt, die die Schönheit der Natur zeigen – nach dem Motto, nur was wir lieben, schützen wir. Im Dezember 2022 wurden diese Fotos anlässlich der 15. Weltnaturkonferenz in Montreal öffentlichkeitswirksam vor dem Berliner Bundestag ausgestellt.[122]

Das Schöne hat darüber hinaus auch transzendentale Bezüge, es verweist über mich hinaus und lässt mich Teil von etwas Größerem sein. Das Erleben von Schönheit sprengt den Selbstbezug und rührt etwas in uns an, was nach Werner Heisenberg tief in uns angelegt ist: „Die Seele erschrickt, sie erschauert beim Anblick des Schönen, da sie spürt, dass etwas in ihr aufgerufen wird, das ihr nicht von außen durch die Sinne zugetragen ist, sondern das in ihr in einem tief unbewussten Bereich schon immer angelegt war."[123] Schönheit verbindet uns, wenn man diesem Gedanken folgt, mit der Transzendenz. Lassen wir dies geschehen, hat das Auswirkungen, weil wir unserer Mitwelt, wozu auch die Natur mit ihren Ressourcen zählt, mit einem freundlicheren, ja liebevolleren Blick begegnen. Dies könnte ein Gegenmittel – Antidot nennt die Medizin ein hilfreiches Gegengift – zum „Aggressionsmodus" werden, wie der Soziologe Hartmut Rosa unseren Umgang mit der Welt beschreibt, der wohl hauptverantwortlich für die aktuelle Zuspitzung der Weltlage ist.[124]

Schönheit erleben wir im jeweiligen Augenblick, der uns Verbundenheit und Sinn erleben lässt. Das Aneignen von Welt geschieht immer im Herausfallen aus diesem Seins-Modus, wie Erich Fromm es ausdrücken würde. Laut Hartl sind Individualität, Großzügigkeit, Ordnung, Abwechslung, Wertschätzung, Harmonie und Liebe zum Detail Merkmale des Schönen.[125] Nicht stinkende Müllberge oder Plastikteppiche auf den Weltmeeren empfinden wir als schön, sondern natürliche Räume, die frei davon sind. Oft erleben wir auch das Ergebnis des lästigen Aufräumens und die Ordnung, die dadurch entstanden ist, am Ende als schön. Das Schöne trägt etwas Liebenswertes in sich und schafft dadurch die Voraussetzungen für einen liebevollen Blick und ein ebensolches Miteinander. Beides bietet Angst die Stirn, beides benötigen wir mehr denn je.

Welche schönen Momente Ihres Lebens fallen Ihnen ein? Wo haben Sie in der Natur Schönheit erlebt? Kennen Sie Schönheit im Vergänglichen? Wie fühlt es sich an, von Schönheit ergriffen zu sein? Woran merken Sie das?

Worüber haben Sie zuletzt gestaunt? Hatte das etwas mit Schönheit zu tun?

Gibt es Schönes, das nur Sie schön finden? Warum ist das so?

Welche Musik finden Sie schön? Ändert sich das? Und warum empfinden Sie plötzlich etwas zum ersten Mal als schön, was Sie schon oft gehört oder gesehen haben?

Wo berührt Schönheit Sie? Wo im Körper nehmen Sie das wahr?

Sich für das Gute, Schöne und Wertvolle einzusetzen, ist heute wichtiger denn je, weil Nachrichtenwelt und digitale Medien die negative Verzerrung unserer evolutionär bedingten Grundeinstellung des Gehirns schamlos ausnutzen. Deswegen bekommen Nachrichten über das Schlechte in der Welt so viel mehr Aufmerksamkeit als die vermeintlich langweiligen guten. Das Gleiche gilt für Hass und Hetze im Netz. Dabei ist das Gute in der Überzahl! Es sichtbar zu machen und uns dafür einzusetzen, verlangt durchaus Mut. Denn tatsächlich scheinen wir in westlichen Gesellschaften, wo man leichter davon ausgeht, dass Menschen egoistisch sind, auch eher eigennützige Scheinbegründungen abzugeben, wenn man selbst etwas Gutes tut.[126] Das bedeutet zum Beispiel, Argumente zu finden, die diese egoistische Sicht bestätigen oder zumindest nicht entkräften, mit Begründungen wie: „Ich hatte gerade nichts Besseres zu tun", „passte in meine Karriereplanung" oder „das bisschen Geld tat mir überhaupt nicht weh".

Das wirkt wie ein Nocebo, es schadet dem Guten und macht es unter Umständen sogar verächtlich. Der Ausdruck Gutmensch, der 2015 im Kontext der Flüchtlingskrise zum Unwort des Jahres gewählt wurde, ist ein tragisches Zeugnis davon. Wie zynisch muss man sein, um das Gute so herabzuwürdigen und quasi unter Quarantäne zu stellen!

Genau umgekehrt sollte es sein: das Gute immer wieder sichtbar machen. Denn das wirkt ansteckend und reißt andere mit: „Freundlichkeit ist ansteckend wie die Pest"[127], wie Bregman so schön sagt. Die unzähligen freiwilligen Helfenden bei der Flutkatastrophe im Ahrtal waren ein Beispiel dafür. Ein Bekannter von mir, dem es zu der Zeit selbst überhaupt nicht gut ging, überzeugte seine Freunde nicht nur davon, den gemeinsamen Urlaub zu stornieren, um stattdessen vor Ort zu helfen, sondern auch die Urlaubskasse für den Hilfseinsatz zur Verfügung zu stellen. Das hat mich tief beeindruckt. Und ja, es darf sich wohl und angenehm, eben gut, anfühlen, zu helfen und davon zu erzählen, weil das Gute einfach positive Gefühle in uns weckt – zum Glück. Auch das ist ein Entwicklungserfolg der Evolution: Freundlichkeit und Kooperation waren *der* entscheidende Überlebensvorteil unserer Spezies! Stellen wir ihn nicht unter den Scheffel, sondern ins Scheinwerferlicht!

10. Drei starke Partner gegen die Angst

> Wende dich nicht ab.
> Dein Blick soll auf die bandagierte Stelle gerichtet sein.
> Dort dringt das Licht in dich ein.
> RUMI[128]

Man muss sich von seiner Angst nicht alles gefallen lassen, so etwa formulierte es Viktor Frankl, der berühmte Psychiater, Neurologe und Begründer der Existenzanalyse und Logotherapie immer wieder. Das sagte kein abgehobener Forscher im Elfenbeinturm, sondern der Mensch Frankl, der vier KZs überlebt und dort beinahe alles verloren hatte. Das sagte ein Mensch, der sicherlich durch viele Ängste gegangen war und dennoch Ja zum Leben sagte. Hiervon zeugen sein gleichnamiges Buch *Trotzdem Ja zum Leben sagen*[129] und sein in sehr viele Sprachen übersetztes Lebenswerk. Es war Frankl, der aus seiner Erfahrung heraus eine ganz wichtige Haltung dem Leben gegenüber formulierte: Nicht wir sollten Forderungen an das Leben stellen, es sei genau umgekehrt: Das Leben fordere uns in jeder Situation, insbesondere durch Schicksalsschläge und Belastungen, immer wieder aufs Neue dazu heraus, unsere persönliche Antwort darauf zu finden: „Das Leben selbst ist es, das dem Menschen Fragen stellt. Er hat nicht zu fragen, er ist vielmehr der vom Leben her Befragte, der dem Leben zu antworten, das Leben zu ver-antworten hat."[130]

Genau hierin liege unsere zutiefst menschliche Verantwortung, das mache uns letztlich zu sinnbegabten Wesen. Und so verwundert es nicht, dass Frankl diese Fähigkeit als „Trotzmacht des Geistes"[131] bezeichnete. Sie beschreibt genau das, was in der gegenwärtigen Situation nottut: trotzdem zu handeln, tätig zu werden, die eigenen Handlungsspielräume zu entdecken und zu nutzen. Die Resilienzforschung hat genau das bestätigt. Widerstandskraft entwickelt sich durch Herausforderungen und Schwierigkeiten, es ist die „Löwenzahnkraft", die gegen jede Erwartung den Asphalt durchbricht. Resilienz ist Trotzkraft!

Verantwortung übernehmen

Wenn wir spüren, dass Angst uns zu Veränderung motiviert, und wenn wir begreifen, dass es nicht so weitergehen kann wie in den letzten hundert bis zweihundert Jahren des industriellen Zeitalters, dann ist unser Verantwortungsbewusstsein angesprochen. Unser Ressourcenverbrauch macht das auf dramatische Weise deutlich: So ist laut Welzer die globale Wirtschaft allein im 20. Jahrhundert um das 14-Fache gewachsen, der Energieverbrauch um das 16-Fache gestiegen, die Produktion um das 40-Fache. „In nur 100 Jahren wurde mehr Energie verbraucht als während der kompletten 200.000 Jahre Menschheitsgeschichte davor."[132]

Verantwortung zu übernehmen bedeutet, auf die Fragen, die das Leben mir stellt, eine Antwort zu finden. Das setzt voraus, die Fragen an mich heranzulassen, die unüberhörbar immer lauter werden. Dafür müssen wir um die Mechanismen der Verdrängung und der kognitiven Dissonanz wissen. Diese führen dazu, dass das, was für uns nicht unmittelbar spürbar ist und was an anderen Orten oder in der Zukunft liegt, aus unserem Bewusstsein herausfällt. Unser Geist sorgt auf diese Weise für Entlastung: Wenn es mich nicht unmittelbar betrifft, kann es nicht so schlimm sein, dann muss ich mich nicht jetzt darum kümmern und mich nicht unnötig damit belasten. In dieser Hinsicht braucht es einen solchen Weckruf wie Greta Thunbergs *Ich will, dass ihr in Panik geratet* und das Bild des brennenden Hauses, das sie beschwört, um uns aufzurütteln und klarzumachen, dass wir sehr wohl betroffen und verantwortlich sind.

Deswegen brauchen wir eine aktive Entscheidung gegen diese natürliche Tendenz unseres Gehirns. Verantwortungsübernahme für die Zukunft unseres Planeten steht dafür. Sie hat auch etwas damit zu tun, meinen persönlichen Anteil zu sehen und meinen individuellen Handlungsspielraum zu entdecken. „Wir haben ja fantastisch viele Rollen", sagt Transformationsforscherin Maja Göpel in einem Interview und zählt einige Optionen auf:[133] als Kollege oder Kollegin in der Firma einen Vorschlag einbringen; als Mutter oder Vater etwas unternehmen, sich informieren, wie man zu Hause CO_2 reduzieren und Biodiversität bewahren kann; sich an die politischen Vertreter oder eine Zeitung wenden, bei einer Bürgerinitiative oder zivilgesellschaftlichen Organisation mitmachen oder selbst eine eigene neue gründen, „ob nun für bessere Information oder Angebote der Alltagsgestaltung, ob ehrenamtlich oder in Unternehmensform".[134]

Mag dieser eigene Handlungsspielraum noch so klein sein, er zählt dennoch, und vor allem, er ist vorhanden. Dabei geht es nicht darum, alles auf einmal zu machen, „sondern reinspüren, was Schritt für Schritt geht" und wo die eigenen „Fähigkeiten und Tätigkeiten die beste Wirkung entfalten. Da gibt es kein Patentrezept, aber die Einladung ist immer zu sehen: Ich kann andere inspirieren, ihre Aktivitäten zu verändern."[135] Schließlich können wir selbst nie wissen, welche Schritte unser Handeln auslöst. Das ahnte Greta Thunberg nicht, als sie mit einem Pappschild vor dem schwedischen Parlament den Schulbesuch bestreikte, das wusste auch ein Nelson Mandela nicht, als er beschloss, Hass und Vergeltung hinter sich zu lassen, als er das Gefängnis nach 27 Jahren Haft verließ.

Die Übernahme von Verantwortung gelingt leichter, wenn wir persönlichen Werten folgen. Aus der Tradition der philosophischen Phänomenologie beschrieb Frankl in der von ihm begründeten psychotherapeutischen Richtung der Logotherapie und Existenzanalyse drei grundlegende Wege zum Sinn, die uns immer offenstehen. Damit ist das Spielfeld für Sinnerleben abgesteckt, das dann jeweils individuell bespielt werden kann und soll. Bei den *schöpferischen Werten* bringe ich mich ein und beteilige mich am Leben, ich gestalte mit meinen Fähigkeiten und Stärken meinen Lebensalltag und erlebe mich dabei selbstwirksam, wie wir heute sagen würden: Ich werde selbst wirksam. Über die Erlebniswerte trete ich in Resonanz und lasse mich berühren von der Welt und vom anderen. Hierhin gehören das Spüren von liebender Verbundenheit, das Eingebundensein in etwas Größeres und eine Haltung von Ehrfurcht. Wer auf diese Weise das Leben als ein inneres Fest feiert, wird leichter auf ein Sinnerleben stoßen.

Schließlich gibt es noch die *Einstellungswerte*. Dabei gestalte ich das äußerlich Unveränderliche innerlich. Heute sprechen wir in unterschiedlichen psychotherapeutischen Ansätzen von Akzeptanz und radikaler Akzeptanz, was bedeutet, das Hadern und Grübeln über vermeintliche Fehler und möglicherweise bessere Alternativen hinter sich zu lassen und das Gegebene anzunehmen, wie es ist.

Hilfreich bei der Werteorientierung ist die Unterscheidung von einer pyramidalen Wertordnung, bei der man einen zentralen Leitwert verfolgt – zum Beispiel ein guter Vater zu sein –, und einer parallel gesicherten Wertordnung, bei der es um Netzwerke von Werten geht, wie sich beispielsweise für die eigene Familie einzusetzen, aber genauso Freundschaften, Hobbys und ehrenamtliches Engagement zu pflegen. Bei einer solchen Wertordnung ist das Fundament viel breiter und deshalb auch stabiler. Die Verwirklichung solcher persönlichen Werte ist immer mit Sinnerfahrungen verbunden: Mein Beitrag zum Leben macht Sinn! Sinn wiederum, das hatten wir schon mehrfach gesehen, ist ebenfalls ein wirksames Gegenmittel gegen Ängste, möglicherweise das wirksamste überhaupt. Weil Sinn meinem Handeln ein Fundament und eine Ausrichtung auf ein Ziel hin verleiht und damit eine Brücke über den Strom der Ängste zu schlagen vermag.

Verantwortung kann durchaus mit Ängsten einhergehen, wenn ich mich der Verantwortung (noch) nicht gewachsen fühle, wenn sie mir zu groß erscheint und ich zunächst keinen Zugang finde. Das ist menschlich und normal. Und wie jede Reise mit dem ersten Schritt beginnt, gilt auch hier das gleiche Prinzip. Dabei kann es hilfreich sein, Etappenziele festzulegen und mich erst einmal ganz auf diese zu konzentrieren – Schritt für Schritt hineinspüren, was möglich ist, wie oben schon angeführt. Vielleicht braucht es dann gar nichts weiter, vielleicht steigen andere mit ein, vielleicht wird es unerwartet leichter. Niemand sagt, dass ich allein auf die Reise gehen muss, ich kann mir jederzeit Unterstützung an die Seite holen, da, wo ich es brauche.

Wo haben Sie in Ihrem Leben Verantwortung übernommen? Halten Sie dabei gerne Rückschau auf Ihr Leben. Vielleicht fällt Ihnen bereits eine Situation aus Ihrer Kindheit oder Ihrer Jugend ein? Wie war das als junger Mensch? Wandern Sie ein wenig durch Ihre eigene Geschichte der Verantwortung. Verweilen Sie bei diesen Erfahrungen für ein paar Minuten.

Woran hat sich die Verantwortung gezeigt? Wie hat sie sich angefühlt? Damals und heute?

Hatten Sie schon einmal Angst vor einer vermeintlich übergroßen Verantwortung, der Sie sich nicht gewachsen fühlten? Was hat Ihnen in dieser Situation geholfen, mit dieser Angst umzugehen? Was hat Ihre Angst gezügelt?

Und was haben Sie heute noch davon? Können Sie vielleicht sogar von sich selbst etwas lernen?

Entscheidungen treffen

Am bedeutendsten für das Handeln im Hier und Jetzt ist allerdings, dass es uns aus der Bewegungslosigkeit und Starre reißt. Es ist das beste Mittel gegen Angst. Handeln hilft! Auf die Größe der Schritte und ihre Auswirkungen kommt es dabei wie gesagt zunächst nicht an. Fürs Handeln und Losgehen muss ich mich entscheiden, und das ist keineswegs immer einfach. Um es mit Irving Yalom, dem bekannten amerikanischen existenzialistischen Psychotherapeuten, zu sagen: „Alternativen schließen sich aus"[136] – was ein wichtiger Grund ist, um zu verstehen, warum Entscheidungen häufig so schwerfallen. Entscheidung bedeutet immer Verzicht: Jedes Ja erfordert ein Nein, jede Entscheidung bedeutet das Ende für alle anderen Optionen. Wer sich entscheidet, verzichtet auf Alternativen und übernimmt Verantwortung. Freiheit und Verantwortung geben sich sozusagen die Klinke in die Hand.

Allerdings können getroffene Entscheidungen Energie mobilisieren, die zuvor blockiert war. Das haben Sie vielleicht auch schon in der ein oder anderen Situation erlebt. Man schleicht tage-, vielleicht wochenlang um eine Entscheidung herum, denkt dauernd daran und schläft schlecht, bis man den Stau mit einer Entscheidung auflöst. Das ist mitunter schmerzhaft, weil man eben Alternativen zurücklassen muss. Gleichzeitig erkennt man mit solchen Schritten das Leben an, wie es ist, und begibt sich in seinen Fluss. Dabei ist es in Ordnung, ja sogar manchmal notwendig, die abgewählten Möglichkeiten und verpassten Chancen zu betrauern.

Das entlastet, nimmt das Schwere einer Entscheidung ernst und schafft Raum, loszulassen und den Sprung in das häufig noch Ungewisse zu wagen.

Offene Entscheidungen sind wie Kriechstrom: Sie führen zu Folgekosten – oftmals subtil und unbemerkt, sie können letztlich über Unzufriedenheit und Sinnlosigkeitserleben zu Burn-out, Depression und vielen Formen von Ängsten führen. Entscheidungen hingegen unterstreichen die eigene Bedeutung: Es kommt auf mich an! Und sie sind ein klares Ja fürs Leben. Am Ende ihres Lebens bereuen Menschen mehr das, was sie nicht getan haben, als vermeintlich falsche Entscheidungen. Entscheidungen sind also oftmals das Gegenteil von dem, was wir empfinden: keine lästige Pflichtübung, sondern ein Energie-Booster. Entscheidungen verleihen unserem Leben Kraft, Einzigartigkeit und Würde.

Machen Sie sich bewusst, dass Sie hier und heute niemals wissen können, ob Ihre Entscheidung zu dem geführt hat, was Sie wollten. Dann wäre es auch keine Entscheidung, sondern schlicht die Anwendung von Wissen. Warum ist das so wichtig? Weil Sie jetzt schon mit sich selbst vereinbaren können, mit sich oder dem Teil in Ihnen, der eine Entscheidung trifft, freundlich und wohlwollend umzugehen, was auch immer am Ende dabei herauskommt. Die Entscheiderin verdient immer Anerkennung, weil sie mutig in eine Richtung gegangen ist, von der sie nicht wissen konnte, wohin sie führen würde. Gefragt ist eine Fehlerkultur – wenn man dafür überhaupt das Wort „Fehler" verwenden will –, die auch unerwünschte Ergebnisse als wichtige

Rückmeldungen für künftige Entwicklungen ansieht. Schulterklopfen statt Daumenschrauben fördern die eigene Entwicklung. Wenn ich mit meiner eigenen Abwertung rechnen muss, werde ich Entscheidungen eher nicht treffen oder hinauszögern, was fatalerweise zu erneuter Abwertung führt, weil ja auch das eine Entscheidung ist, die Konsequenzen hat.

Welche Entscheidungen in Ihrem Leben sind wichtig für Ihr heutiges Leben? Wann wurde Ihnen das klar?

Welche kleinen Entscheidungen haben Sie heute oder gestern getroffen? Wie haben Sie das gemacht? Was hilft Ihnen dabei, sich zu entscheiden? Und was macht es schwer?

Gibt es Entscheidungshilfen?

Welche Entscheidungen haben Sie hinausgezögert? Würden Sie das heute anders machen? Was haben Sie daraus gelernt? Wie würden Sie sich heute Mut machen?

Welche Entscheidungen bereuen Sie möglicherweise? Beginnen Sie heute, sie zu betrachten, ohne sich dafür zu verurteilen. Wie fühlen Sie sich dabei, wenn Sie sich jetzt mitfühlend und freundlich in die Arme nehmen – im übertragenen oder auch im Sinne einer imaginativen Geste? Verändert sich etwas, wenn Sie versuchen, die Entscheidung und ihre Folgen, so wie sie sind, zu akzeptieren?

Dankbarkeit

Eine Haltung der Dankbarkeit dem Leben gegenüber ist sowohl hinsichtlich Verantwortungsübernahme als auch für die Fähigkeit zu entscheiden eine große Unterstützung. Schauen wir uns die Gründe dafür genauer an. Warum hilft Dankbarkeit gerade in unsicheren Zeiten? Dankbarkeit bringt uns in Verbindung. Dankbarkeit schafft Beziehung, nicht nur zu anderen Menschen, sondern auch zu Materiellem und Nichtmateriellem. So kann man beispielsweise der funktionierenden Stromversorgung genauso dankbar sein wie den schattenspendenden Bäumen an einem heißen Sommertag.

Eine kleine Übung kann uns diese Verbundenheit verdeutlichen. Halten Sie vor einer Mahlzeit einmal kurz inne und vergegenwärtigen Sie sich das, was Sie momentan vor sich auf dem Tisch oder dem Teller haben. Gehen Sie Schritt für Schritt all die Menschen durch, die daran beteiligt waren, dass diese Mahlzeit nun vor Ihnen steht. Sie können dabei noch einen Schritt weitergehen und sich bei der Natur mit ihren vielfältigen Aspekten bedanken, die an der Entstehung der Nahrungsmittel beteiligt war und die ihre Ressourcen zur Verfügung gestellt hat. Aus einem kleinen Schneeball von Dankbarkeit kann mit dieser Übung schnell eine Lawine werden, die uns verdeutlicht, wie sehr wir mit allem verbunden und wie unverkennbar wir auf das Miteinander angewiesen sind.

Dankbarkeit erscheint mir als ein ganz wesentliches Gegenmittel zu Unsicherheit, denn sie richtet unsere Aufmerksamkeit auf das Gegenwärtige, auf das, was hier und jetzt ist. Mit einer Haltung der Dankbarkeit blicke ich auf das, was gerade gut ist, was Bestand hat, was gelingt und mich erfüllt, und nicht auf das, was fehlt, was ich befürchte und was womöglich nie eintreten wird. Damit stärkt Dankbarkeit die Widerstandskräfte, füllt meine Ressourcenspeicher und macht mich handlungsfähiger in schwierigen Zeiten.

Dabei erweist es sich auch als hilfreich, mit einem Blick von Dankbarkeit auf die eigene Geschichte zu schauen, vielleicht auch auf unsere kollektive Geschichte der letzten Jahre und Jahrzehnte, verbunden mit der Frage, wofür ich alles dankbar bin. Möglicherweise erscheint Ihnen dies zunächst widersinnig, wenn es Ihnen im Hier und Jetzt doch gerade nicht gut geht, Sie unter Zukunftsängsten und vielfältigen Belastungen leiden. Es ist allerdings gerade so, dass unsere Fähigkeit, mit alldem umzugehen, steigt, wenn wir uns um unsere Ressourcen und unsere Resilienz aktiv kümmern. Die Haltung der Dankbarkeit ist hierfür meines Erachtens das beste Werkzeug, die beste Medizin.

Sie können diese Haltung von Dankbarkeit kultivieren, indem Sie sich dafür ein wenig Zeit nehmen. Das muss nicht mehr als ein bis zwei Minuten am Tag sein, ein festes Ritual ist allerdings hilfreich zur Verankerung. Dazu schlage ich vor, dass Sie die fünf Finger Ihrer Hand als Erinnerungshilfe dafür nehmen, sich beispielsweise am Abend fünf Dinge zu vergegenwärtigen, für die Sie am heutigen Tage dankbar waren. Denken Sie hierbei möglichst an die kleinen Dinge, die im Alltag häufig untergehen. An das Lächeln eines vielleicht unbekannten Menschen, an den ersten Schluck Tee oder Kaffee am Morgen, an die warme Bettdecke, den Strom aus der Steckdose oder das frische Wasser aus dem Hahn. Denken Sie nicht nur für einen Augenblick, sondern wenigstens für zehn bis fünfzehn Sekunden daran. Unser Gehirn braucht nämlich genau diese Zeit, um etwas neu zu verankern. Aufschreiben oder Weitererzählen verschafft uns diese Zeitspanne.

Sie können zum Beispiel auch ein gemeinsames Ritual mit Ihrem Partner, Ihrer Partnerin oder auch Ihrem Kind oder einer Freundin, einem Freund daraus machen und abends einander die Dinge erzählen, die an dem Tag gut waren und für die Sie dankbar sind. Ein solches festes Ritual kann auch schon sehr bald den Blick auf den Alltag verändern: Man geht mit wacheren Augen durch den Tag und richtet den Fokus auf die kleinen guten, gelingenden Dinge, schon mit dem Gedanken daran, sie in Erinnerung zu behalten – wie die Maus Frederick die Farben und Sonnenstrahlen sammelt –, um sie abends zu erzählen oder aufzuschreiben.

In der Klinik, in der ich tätig bin, beginnen wir das Miteinander in der Traumastabilisierungsgruppe mit einer Dankbarkeitsrunde. Dort, wo es vermeintlich um das Gegenteil geht, steigen wir mit dem Blick auf das ein, was trotz aller Belastung in den letzten Tagen gelungen ist, wofür man dankbar ist. Das Erstaunliche ist: Dieser Einstieg verändert die Atmosphäre, zaubert nicht selten ein Lächeln auf die Gesichter und erleichtert die anschließende Beschäftigung mit Schwerem und Belastendem. Und noch etwas passiert nicht selten: Die Schilderung eines kurzen Augenblicks von Dankbarkeit bei der einen löst beim anderen plötzlich ähnliche Erinnerungen aus. Dankbarkeit steckt an.

Dass auch die Beschäftigung mit diesen vermeintlich kleinen und unbedeutenden Aspekten des Lebens bedeutsam ist, drückt sich in einem tibetischen Sprichwort aus, in dem es sinngemäß heißt: Wenn du dich um die Minuten kümmerst, kümmern sich die Jahre um sich selbst. Ich möchte ergänzen, dass sogar schon zehn bis fünfzehn Sekunden einen Unterschied machen.

Martin Seligman[137], ein bekannter Forscher auf dem Gebiet der Depressionen, postulierte über viele Jahre das Konzept der erlernten Hilflosigkeit als eine wesentliche Ursache für depressive Erkrankungen. Nach jahrelanger Forschung allerdings gestand er sich selbst ein, dass es eben auch zahlreiche Ausnahmen von der postulierten Regel gab, Erfahrungen von Ohnmacht würden zwangsläufig depressiv machen. Er gestand sich und der Öffentlichkeit ein, dass eine Vielzahl von Menschen trotz früherer Lebenserfahrungen von Hilflosigkeit eben nicht depressiv wurde, und fing an, sich damit zu beschäftigen. So wurde er der Begründer der Positiven Psychologie. Ein wichtiges Gegenmittel gegen Ohnmachtserfahrungen, so berichtet er, ist Dankbarkeit. Eine Haltung von Dankbarkeit hilft Menschen ganz offensichtlich dabei, belastende und traumatische Lebenserfahrungen abzupuffern, die Opferrolle zu verlassen und ins Handeln zu kommen. Wenn das schon für Menschen mit belastenden Biographien gilt, dann können wir Dankbarkeit als ein wichtiges Rezept gerade in unsicheren Zeiten nutzen.

Eine kleine Übung hilft mir, immer wieder freundlich und dankbar auf mein Leben zu blicken. Es ist die Beschäftigung mit Vorbildern, Vordenkern und Ideengeberinnen. Hiermit meine ich nicht nur die Personen, die mir in meinem Leben tatsächlich begegnet sind, sondern die vielen, von denen ich profitiert habe, indem ich ihre Bücher, ihre Videos, ihre Musik oder anderes gelesen, gesehen oder gehört habe. Ich bin dankbar dafür, dass diese Menschen mir durch die genannten Medien ihre Erfahrungen und Gedanken zur Verfügung gestellt haben, die es mir heute erlauben, daran anzuknüpfen. Ich kann anfangen, eine Liste dieser Menschen zu führen und notieren, wofür ich dankbar bin. Denn fürs Aufschreiben brauche ich die zehn bis fünfzehn Sekunden, die unser Gehirn benötigt, um neue Nervenzellverbindungen zu knüpfen. Mit etwas Glück öffnet sich dadurch eine Schleuse, die sich nie mehr schließen muss. Ich kann fortwährend bis zu meinem letzten Atemzug diese Haltung kultivieren. Ich bin überzeugt davon, dass dieser Blick mein Leben wesentlich zum Positiven verändert.

Und schließlich können Sie auch dankbar sein für das Dankenkönnen. Vermutlich verfügen nur wir Menschen über diese Fähigkeit. Ich mag mir ein Leben ohne Dankbarkeit gar nicht vorstellen, es wäre kälter und einsamer. Dankbarkeit ist ein Wert, der ein unglaubliches Potenzial für unsere Gegenwart bereithält, ein Wert, der das Leben lebenswerter macht und Ressourcen freisetzt, um notwendige Veränderungen zu initiieren. Dankbarkeit für das Geschenk des Lebens, das ich mir nicht verdient habe, kann uns dazu veranlassen, davon etwas zurück- oder weiterzugeben. So führt Dankbarkeit zu einem verantwortlicheren Handeln in der Welt. Und Verantwortung für mein Leben und Handeln, für meine Entscheidungen und mein Engagement führt zu Zufriedenheit und Sinn. Verantwortung hilft dabei, Antworten auf die vielen, mitunter beängstigenden Fragen des Lebens zu finden.

So kann Verantwortung zu einem Antidot, zu einem Gegenmittel, gegen Angst werden. Unzählige Biographien erzählen diese Geschichte: Wer trotz aller eigenen Ängste Verantwortung übernimmt, entwickelt Resilienz, Mut und Freude.

Wenn Sie mögen, blättern Sie nochmals zurück und beschäftigen Sie sich mit der einen oder anderen Anregung auf den letzten Seiten. Welchen Platz möchten Sie der Dankbarkeit in Ihrem Leben geben? Wofür empfinden Sie bereits heute Dankbarkeit? Wie fühlt sich das an, dankbar zu sein? Spüren Sie auch körperlich nach, ob und was sich vielleicht verändert. Und wo möchten Sie diesen Raum noch erweitern?

11. Leben mit Unsicherheiten

> Ich denke an manchen Tagen, dass es besser wäre,
> wenn wir gar keine Religionen mehr hätten.
> Alle Religionen und alle Heiligen Schriften bergen
> ein Gewaltpotenzial in sich.
> Deshalb brauchen wir eine säkulare Ethik
> jenseits aller Religionen.
> DALAI-LAMA[138]

Die Welt war immer schon ein unsicherer Ort. Leidvolle und traumatische Erfahrungen begleiten uns als Menschheit, solange es uns gibt. Schon die Bibel greift gleich zu Beginn diese Erfahrung auf. Die Schöpfungsgeschichte ist noch nicht ganz ausgeklungen, da folgt schon die Vertreibung aus dem Paradies. Eben war da noch die Vertrautheit einer glücklichen Familie, schon entstehen Streit und Missgunst, die im ersten Brudermord enden. Man könnte verzweifeln und sich ins Paradies zurücksehnen. Oder genau diese Zumutungen des Lebens als Chancen der Entwicklung betrachten, wie schon im Kapitel „Die Kunst des Aufhörens" angesprochen oder wie es der Traumatherapeut Peter Levine tut, wenn er sagt: „Traumata zählen zu den wichtigsten Kräften der menschlichen Entwicklung, des psychischen, sozialen und spirituellen Erwachens. Der Umgang mit diesem Phänomen beeinflusst unsere Lebensqualität entscheidend. Letztlich bestimmt dies, wie und sogar ob wir als Spezies überleben werden."[139]

Damit ist keinesfalls gemeint, dass man für traumatische Erfahrungen dankbar sein sollte, nur weil sie eine Entwicklungschance darstellen können. Ich verstehe Levine vielmehr so, dass die Menschheit nicht überleben konnte, wenn sie nicht auch den konstruktiven Umgang mit Traumata gelernt hätte. Psychotraumata im Sinne der modernen wissenschaftlich fundierten Traumatherapieforschung sind viel mehr als die vielen Unsicherheiten, die uns immer wieder begegnen. In der Sichtweise Levines, der den Traumabegriff allerdings deutlich weiter fasst, als das die üblichen diagnostischen Klassifikationssysteme für Traumadiagnosen tun, sind damit genau die Herausforderungen gemeint, mit denen wir uns in diesem Buch beschäftigen. Es sind die Bruchkanten von Krisen, deren konstruktive Bewältigung Entwicklungsmöglichkeiten für Wachstum und ein erfülltes Leben bereithalten.

Dabei ist zu beachten, dass damit nicht gemeint ist, sich permanent mit den persönlichen Belastungen und Ängsten zu beschäftigen oder mit dem Negativen und Belastenden unserer Um- und Mitwelt, das uns auch stets umgibt. Sondern an diesem zu wachsen, indem man sich ihm einerseits stellt und andererseits den Blick weitet, wie ich das immer wieder beschrieben habe. Das bedeutet, den eigenen Handlungsspielraum zu erforschen und zu nutzen, die Begrenzungen durchaus – kurz – zu beklagen, um dann den Umgang damit, das Trotzdem anzupacken. Die Möglichkeiten und Chancen zu sehen und sich für diese zu entscheiden. Nicht das Optimum anzustreben, sondern meine persönliche Antwort und damit mein gegenwärtig Bestes zu geben.

Machen wir uns bewusst, dass es viel leichter ist, über Probleme ins Gespräch zu kommen als über Freudvolles. Bestes Beispiel dafür ist für mich die Fahrt mit der Deutschen Bahn: Heißt es, dass man aufgrund einer Signalstörung den Zielbahnhof leider fünfzehn Minuten später erreiche, ist man plötzlich mit dem halben Abteil im Austausch – selbstverständlich über die Unfähigkeit der Bahn, das Chaos ihrer Organisation und, eh man sichs versieht, auch über die schlechte Weltlage. Erklingt hingegen durch die Lautsprecher, dass man in zehn Minuten pünktlich den nächsten Bahnhof erreiche, habe ich noch nie erlebt, dass man sich abklatscht, die Nachbarin und sich selbst beglückwünscht, dass man wieder einmal pünktlich ankomme, was ja in den meisten Ländern der Welt schon eine Sensation wäre, oder sich auch nur freundlich einen schönen weiteren Tag wünscht.

Eigenartig – und doch so menschlich. Durch unsere evolutionär bedingt negative Verzerrung der Weltsicht passiert genau das wie von selbst. Wir müssen uns schon bewusst dagegenstemmen, damit es anders läuft.

Genau deswegen gilt auch: Vorsicht beim Nachrichtenkonsum. Insbesondere in Krisenzeiten neigen wir Menschen dazu, mehr als sonst Nachrichten zu konsumieren. Meist steckt dahinter das verständliche Bedürfnis, auf dem Laufenden zu sein und damit in gewisser Weise auch die Kontrolle zu behalten. In den ersten Wochen der Corona-Pandemie ging es mir genauso, bis ich bemerkte, dass es mir überhaupt nicht guttat, die Stimmung negativ beeinflusst wurde und trotz fortwährend neuer Nachrichten das Gefühl der Unsicherheit und Unwissenheit größer wurde. Der Versuch, Kontrolle über die bedrohliche Komplexität zu bekommen, verkehrt sich ins Gegenteil, auch weil man bei zunehmender Beschäftigung mit einer kritischen neuen Situation oft auf immer mehr Widersprüche stößt. Mittlerweile gibt es sogar einen Begriff für das fortwährende Konsumieren negativer Nachrichten im Internet: Doomscrolling. Diesen Versuch, durch ständigen Nachrichtenkonsum irgendwie die Kontrolle zu behalten, und den gleichzeitig damit einhergehenden Kontrollverlust beschreibt Maja Lunde sehr treffend und eindringlich in ihrem Buch *Als die Welt stehen blieb* über den ersten Corona-Lockdown:

> In diesem Moment habe ich einen unersättlichen Informationsbedarf. Mich zu informieren gibt mir ein Gefühl von Kontrolle.
> Ich betrüge mich wissentlich selbst, denn obwohl ich mich jederzeit informieren kann, habe ich noch lange nichts im Griff.
> Kurz bevor ich ins Bett gehe, schalte ich mein Handy wieder ein. Ich bleibe lange sitzen und lese Nachrichten über die Lage in Italien. Mir wird schlecht. Kannst du bitte auf mich aufpassen, sage ich zu meinem Mann, als wir ins Bett gehen, kannst du aufpassen, dass ich nicht kurz vor dem Einschlafen auf mein Handy schaue.[140]

Deswegen gibt es gute Empfehlungen für den eigenen Nachrichtenkonsum, vor allem wenn man spürt, wie sehr dieser Verunsicherung und Ängste auslöst: Fernsehbilder oder Boulevardzeitungen mit entsprechendem Bildmaterial besser meiden, Push-Nachrichten deaktivieren, lieber Radio hören oder gut recherchierte Berichte lesen. Dabei maximal dreißig Minuten täglich dafür verwenden. Achten Sie auf Ihr eigenes Befinden, bevor Sie sich den Nachrichten zuwenden, und tun Sie es nicht, wenn Sie sich momentan nicht stabil fühlen. Sorgen Sie bei alldem immer gut für sich und machen Sie sich klar, dass Sie Gutes nur tun können, wenn es auch Ihnen selbst ausreichend gut geht! Wir werden alle sehr schnell von negativen Nachrichten und belastenden Bildern angezogen, sie aktivieren unseren Überlebensmodus, der je nach momentaner Verfasstheit Flucht, Kampf oder Erstarrung bedeutet. Dabei heißt Flucht heute meist Ablenkung durch Substanzen wie Alkohol oder Essen oder durch übertriebenen (Medien-)Konsum. Der Kampfmodus kann sich in Gereiztheit bis hin zu Aggressivität, aber auch in exzessivem Sport äußern; und im Erstarren werden wir in aller Regel handlungsunfähig.

Was hilft? Eine konstruktive Strategie ist zum Beispiel rauszugehen und sich mit anderen zusammenzuschließen – und damit meine ich keinesfalls Aktionen wie die der sogenannten Querdenker. Auch wenn diese sicherlich helfen, die eigenen Ängste besser in den Griff zu bekommen. Denn zum einen stärken sie das Gemeinschaftserleben durch Beschwören eines gemeinsamen Feindbildes und Projektion der Ängste nach außen und gleichzeitig reduzieren sie durch ihre Ansichten und Meinungen (Verschwörungserzählungen) vordergründig die Komplexität, was wiederum Erleichterung verschaffen kann. Hilfreicher ist es, konkrete Aktionen zu unterstützen, wie sich für Natur- und Artenschutz einzusetzen – auch durch Säuberungsaktionen, die in Süddeutschland umgangssprachlich „Putzete" heißen –, sich in der Flüchtlingsarbeit einzubringen, bei einem Tafelladen aktiv zu werden oder sich den Foodsafern anzuschließen, und dadurch bei etwas Sinnvollem mitzumachen, bei dem ich meinen Handlungsspielraum erlebe. All das reduziert Angst und Ohnmacht, stärkt Selbstwirksamkeit und Kompetenz.

Die gegenwärtigen Notlagen und die Verknappung zahlreicher Ressourcen, die bis an unsere Haustüren reichen, können wir auch als Herausforderung und Chance betrachten. Was zählt wirklich? Was will ich selbst einmal hinterlassen, wenn ich von dieser Welt abtrete – wohl wissend, dass das letzte Hemd keine Taschen hat, wie der Volksmund weiß?

Zu einem hilfreichen Perspektivwechsel lädt Vivian Dittmar, Autorin und Expertin für emotionale Intelligenz und kulturellen Wandel, mit ihrem Ansatz von immateriellem Wohlstand ein.[141] Sie konstatiert zunächst, dass die westliche Welt trotz oder vielleicht gerade wegen ihres ständig wachsenden Wohlstandes innerlich immer ärmer geworden ist, was sich in chronischer Unzufriedenheit, permanenter Hetze und Stress, gepaart mit Zeitvertreib vor allem am Smartphone, Einsamkeit, innerer Leere sowie einer Zunahme von stofflichen und nicht stofflichen Süchten abbildet. Einen wichtigen Treiber für die innere Armut erkennt sie in der „Take-make-waste"-Ökonomie, die auf eine möglichst rasche, kurzfristige und nicht nachhaltige

Ressourcennutzung setzt mit dem Ziel der Gewinnmaximierung. Am Ende, das so schnell wie möglich kommen soll, steht das Wegwerfen, um dann erneut in diesen Kreislauf einzusteigen. Ihrer Meinung nach gilt dieses Denken nicht nur für die Wirtschaft, sondern auch für persönliche Lebensentwürfe, Karriereplanungen und Freizeitverhalten. Stattdessen wirbt sie für fünf Dimensionen echten Wohlstands. Erstens für *Zeitwohlstand*, der sich darin ausdrückt, dass wir Zeit genießen können, ohne dagegen anzukämpfen, dass sie unterschiedlich schnell vergeht. Das gelingt, wenn wir mit der Zeit und ihren Zyklen im Einklang sind und Zeitvertreibe kritisch hinterfragen. Dazu gehört auch, Langeweile zuzulassen, was erwiesenermaßen unsere Kreativität und Erholungsfähigkeit fördert.

Zweitens für *Beziehungswohlstand*. Der zeigt sich in Beziehungen mit Menschen, die für uns da sind und für die wir da sind. Wir leben Beziehungen, in denen wir einfach wir selbst sein können. Wir sind dabei mit dem zufrieden, was wir haben, und verzichten so gut es geht auf das Vergleichen. Übrigens: Je ungleicher Gesellschaften sind, desto höher wird der Statusdruck, um zu zeigen, wohin man gehört. Gleichzeitig wird dadurch das Einsamkeitserleben verstärkt.

Drittens für *Kreativitätswohlstand*. Das bedeutet, dass wir unsere Talente und Fähigkeiten entwickeln und sie mit anderen teilen. Das schafft nicht nur Verbundenheit, sondern geht oft auch mit einem Flow-Erleben einher, das uns mit großer Zufriedenheit erfüllt.

Diese drei Dimensionen von Wohlstand hängen voneinander ab und beeinflussen sich wechselseitig.

Viertens für *spirituellen Wohlstand*. Diesen erfahren wir, wenn wir uns eingebunden in ein größeres Ganzes fühlen, das wir als sinnvoll erleben. Hier kommen wieder die Aspekte Staunen und Ehrfurcht vor dem Leben ins Spiel, das letztlich ein Wunder ist oder, wie Hartmut Rosa sagen würde, unverfügbar. So entsteht eine achtsame Haltung dem Leben gegenüber und der Sinn für Schönheit kann gedeihen.

Letztlich wirbt Dittmar für einen *ökologischen Wohlstand*, der sich durch gesunde, tragfähige, wechselseitig nährende Beziehungen mit Pflanzen, Tieren und Ökosystemen zeigt. Unsere Bedürfnisse sind dabei nicht wichtiger als die unserer Mitwelt, weil wir ein Teil des Lebens sind, das, so wie wir, leben will (Albert Schweitzer).[142] Hierin könnte auch die Antwort auf die großen Herausforderungen der Klimakrise liegen – nur aus der Perspektive des Mit- und Füreinanders werden wir sie lösen können.

Das Spannende dabei ist, dass sich dieser Wohlstand nicht besitzen lässt, sondern geteilt werden will. Dadurch vermehrt er sich. So betrachtet ergibt der Ausspruch des von Dittmar zitierten kongolesischen Philosophen Boniface Mbanza Sinn: „Alle Länder sind Entwicklungsländer."[143] Auf dieser Grundlage entsteht eine ganz andere Sicht auf Entwicklung und Zusammenarbeit. Wir können teilen und wachsen, uns entfalten und dabei innerlich reicher werden. Wir schaffen dabei Werte, die über die Endlichkeit unserer Existenz hinausreichen. Und das wirkt sich wiederum auf uns selbst aus. Wir leben sinnerfüllter, verbundener und angstfreier. Wenn das kein Versprechen ist!

Ausblick

Mit Ängsten leben wir Menschen, seit es uns gibt. Gegen Ängste sind zum Glück viele Kräuter gewachsen. Ein wesentliches ist sicherlich eine Haltung von Zufriedenheit dem Leben gegenüber trotz aller Schwierigkeiten, Herausforderungen und Ängste. Der Neurobiologe und Allgemeinmediziner Tobias Esch beschäftigt sich schon lange mit Fragen des Glücks und der Lebenszufriedenheit. Er beschreibt seine Empfehlungen mit dem BERN-Prinzip, das ich geeignet finde, vieles von dem, was angesprochen wurde, nochmals anders zu ordnen. BERN steht für *Behavior* (Verhalten), *Exercise* (Bewegung), *Relaxation* (Entspannung) und *Nutrition* (Ernährung). Dabei lassen sich alle Begriffe auf eine umfassende Weise verstehen, und sie können jeder auf seine Weise etwas dazu beitragen, dem Beängstigenden um uns herum besser zu begegnen.

Behavior heißt in diesem Zusammenhang mehr als nur Verhalten, es steht für die Beschäftigung mit Sinn und Spiritualität und fokussiert auf das, was wir an die nachfolgende Generation weitergeben können. Dazu gehören eine Haltung der Dankbarkeit und ein Handeln aus dieser Erfahrung heraus (Positive Psychologie), aber auch alle Erfahrungen von sozialer Verbundenheit. Schließlich auch ernst gemeinter Altruismus und ehrenamtliches Engagement. Das ist nicht nur für die andere Person gut, wie man logischerweise erwartet, sondern wie nebenbei auch gesund für uns selbst, weil es durch die positiven psychischen und körperlichen Auswirkungen die Sterblichkeit durch Herz-Kreislauf-Erkrankungen senkt und erwiesenermaßen das eigene Leben verlängert. Es geht im Kern darum, eine Haltung zu entwickeln, die mich durchs Leben zu tragen vermag. Nicht an jedem Tag gleich gut und immer offen für Entwicklung, aber als letztlich tragendes Fundament. Es geht um das, was mich in dieser Welt stützt und hält. Sich damit immer wieder zu beschäftigen, scheint mir eine wichtige Antwort auf alle Unsicherheiten und Ängste des Lebens zu sein – ganz gleich ob man sich als gläubiger oder als atheistischer Mensch versteht.

Exercise: Damit ist Bewegung auf allen Ebenen gemeint. Körperlich sollten wir uns mindestens 30 Minuten pro Tag bewegen, um so wenigstens 200 Kilokalorien pro Tag zusätzlich zu verbrauchen. Wichtig zu wissen: Bewegung ist auch ein hilfreiches Antidepressivum und trägt dazu bei, Angsterkrankungen und Depressionen vorzubeugen. Das muss nicht Sport im engeren Sinne sein, wunderbar eignen sich auch Spaziergänge. Anhaltspunkt für ein gutes Tempo ist, wenn es uns dabei so warm wird, dass wir die Jacke oder das Hemd ein bisschen aufknöpfen.

Bewegung bezieht sich darüber hinaus auch auf die geistige Beweglichkeit. Wer geistig flexibel und lebendig bleibt, hat eine höhere Wahrscheinlichkeit für einen gesunden Geist selbst noch im hohen Alter. Eine Studie an Nonnen, die sich nach ihrem Tod obduzieren ließen, belegt dies eindrucksvoll.[144] Sie hatten sich bis kurz vor ihrem Tod, meist jenseits des neunzigsten Lebensjahrs, im Unterrichten anderer engagiert oder waren in anderer Weise geistig aktiv ins Klosterleben eingebunden geblieben. Nachweislich waren sie bis zuletzt geistig fit. Umso erstaunlicher ist, dass die Untersuchenden in den Gehirnen der Nonnen die gleichen Ablagerungen wie bei einer Alzheimer-Demenz fanden. Diese hatten sich allerdings nicht bemerkbar gemacht, weil die Nonnen bis kurz vor ihrem Tod etwas Sinnvolles getan und ihren Verstand gebraucht hatten. Ein faszinierender Beleg für die mächtige Wirkung des Geistes *(mind)* auf den Körper *(body)*.

Beweglichkeit lässt sich auch auf andere Weise einüben. Für ein einwöchiges Experiment wurden die Teilnehmenden in eine Art WG eingeladen. Dort sollten sie so leben wie zwanzig Jahre zuvor. Es lief die entsprechende Musik, man tauschte sich fortwährend über die Erlebnisse genau dieser Zeit aus, Möbel, Tageszeitungen, Nachrichten und Fernsehprogramm stammten allesamt von damals. Nach einer Woche wurden verschiedene Stoffwechselparameter untersucht. Alle hatten sich verbessert, sozusagen verjüngt. Sogar die Knochendichte, also die härteste Hardware unseres Körpers, hatte sich verbessert! Was können wir daraus ableiten? Immer wieder mal Musik aus der eigenen Jugend hören, Bilder anschauen und in Erinnerungen eintauchen, am besten im Austausch mit Bekannten, Freundinnen und Freunden.[145] Und geistig beweglich bleiben, Neues wagen und die eigene Perspektive immer einmal wechseln, vielleicht durch die Frage: Was, wenn der oder die andere recht hätte?!

In Bewegung bleiben oder wieder kommen ist das

beste Mittel gegen Angst. Und wie wir sehen, gibt es hierzu körperliche, seelische und geistige Wege.

Relaxation: Zur Entspannung gehört weit mehr als die bekannten Übungsprogramme von Autogenem Training oder Progressiver Muskelentspannung, die genauso hilfreich sind wie Yoga, Qigong oder Tai-Chi. Auch ausreichender Schlaf und eine entsprechende Schlafhygiene gehören hierher. Es geht weiter um unterschiedliche Formen und Wege innerer Einkehr. Dazu zählen alle Formen der Meditation und Achtsamkeitspraxis wie auch Wege der Kontemplation, die aus den religiös-spirituellen Traditionen stammen. Der Unterschied liegt im Du-Bezug, der die Kontemplation im Gegensatz zu gegenstandsloser Meditation oder Atempraxis begleitet. Auch ein persönlicher Glaube gehört hierher sowie alle Formen von Gebet. Dabei kommt der Du-Bezug und damit das Transzendente zum Tragen. Dass das mit einer stabileren Gesundheit auf körperlicher und seelischer Ebene einhergeht, hatte ich schon erwähnt.

Immer wieder findet man in der Mind-Body-Medizin den Begriff des Inneren Arztes, der selbstverständlich auch die Innere Ärztin mit meint. Den Zugang zu unseren Selbstheilungskräften aktivieren wir auf die beschriebene Weise am besten – mit Vertrauen und Verbundenheit.

Nutrition: Schließlich geht es auch um eine gesunde und genussvolle Ernährung. Dazu gehört die Nahrung selbst, die Haltung ihr gegenüber (siehe Dittmar) und die Zeit, die wir uns für die Zubereitung und den Verzehr nehmen. Auch die Pausen zwischen den Mahlzeiten sind wichtig. Hat man noch bis vor wenigen Jahren für Zwischenmahlzeiten auch seitens der Medizin geworben, weiß man heute, dass das Gegenteil richtig ist. Unser Organismus ist seit Urzeiten auf Zeiten der Pause, der Verdauung, ja sogar des Fastens eingestellt. Deswegen gehören Heil- und Intervallfasten zu den Wiederentdeckungen der letzten Jahre. Wie immer gilt: Nicht alles ist für alle gut. Lassen Sie sich deswegen dazu gerne beraten. Klar allerdings ist: Weniger ist mehr. Die Menschen in Okinawa, Japan, zum Beispiel aßen sich nie ganz satt. *Hara hachi bun me* heißt diese konfuzianische Anweisung, nur so viel zu essen, bis der Magen zu achtzig Prozent gefüllt ist. Das taten die Inselbewohner und -bewohnerinnen bis vor wenigen Jahren mit dem Ergebnis, dass dort besonders viele Menschen über hundert Jahre alt wurden. Für die jetzige Generation gilt dies nicht mehr, weil sie sich mittlerweile westlich ernährt und entsprechend früher an den bei uns typischen Volkskrankheiten stirbt!

Wir können Genährtsein aber auch umfassender verstehen: Was macht mich wirklich satt und zufrieden? Und schon sind wir auf der in diesem Buch immer wieder thematisierten Ebene von Werten, Sinn, Verbundenheit, Zufriedenheit und Liebe.

In eine ähnliche Richtung geht das PERMA-Modell von Martin Seligman, das zwar nicht als Ganzes empirisch belegt ist, aber dessen fünf Faktoren durch wissenschaftliche Forschung bestätigt sind. Das Akronym (ein aus den Anfangsbuchstaben gebildetes Kunstwort) steht für *Positive* Emotionen, *Engagement*, was das Nutzen der eignen Stärken impliziert und dadurch wiederum zu Flow-Erlebnissen beiträgt, *Relationships*, also tragfähige und haltgebende Beziehungen, *Meaning*, was für Sinnorientiertheit steht und schließlich Accomplishment, was mit Zielerreichung, Selbstwirksamkeit und Gelingen umschrieben werden kann. Das kann durchaus auch im Kontext von Generativität verstanden werden. Dabei sind Menschen, die etwas weitergeben können an die nachfolgende Generation, zufriedener und können besser loslassen.

Noch wichtiger als die Zielerreichung und der unbedingte Erfolg ist dabei allerdings das Bemühen. Darauf zu schauen und immer auch den eigenen Ausgangspunkt zu sehen, von dem aus man gestartet ist, erscheint mir zentral. Denn zum Leben gehört das Scheitern genauso wie Fehler, sie auszuklammern wäre ein fatales Rezept zum Unglücklichsein. Sie zu integrieren und aus ihnen zu lernen stellt eine wichtige Grundlage für Zufriedenheit und Wachstum dar. Wer sich mit dieser Einstellung verbinden kann, setzt Ängsten, die starr und eng machen, etwas entgegen. Und Sie wissen mittlerweile, dass es nicht darum geht, Ängste auszuklammern, sondern trotzdem zu handeln, trotzdem das Schöne, Freudvolle und Lebendige zu feiern und sich somit immer wieder mit dem Leben zu verbinden. Wir können Ängsten nicht besser begegnen als auf diese Weise, denn dann folgen wir nicht ihrem Impuls nach Rückzug und Vermeidung. So geht es darum, die vielen guten Momente an jedem Tag zu feiern, an denen das Leben uns liebevoll umarmt!

Inzwischen wird teilweise schon von PERMA-V gesprochen, wobei das V für Vitalität steht, da auch die

Positive Psychologie die Bedeutung des Körpers für ein erfülltes Leben erkannt hat.

Wir brauchen für das Leben in einer unsicheren Welt Kopf und Herz. Kühle Analysen sind für viele Erkenntnisse wichtig, sie benötigen allerdings die Verbindung zum warmherzigen Spüren und Fühlen, um aus der Einseitigkeit des Entweder-oder, des Schwarz-oder-Weiß auszusteigen und mit einem Sowohl-als-auch mutig und entschlossen Veränderungen anzufangen.

Dabei kann ein Vorgehen behilflich sein, das sich an der Sinn-Wahrnehmungsmethode von Alfried Längle[146], einem Schüler von Frankl, orientiert und vier Schritte umfasst. Zunächst nehme ich möglichst offen und vorurteilsfrei das wahr, was gerade ist. Dabei geht es auch um die Akzeptanz von Schwierigem. In einem zweiten Schritt nehme ich dazu Stellung, indem ich zu meiner Bewertung finde. Mit Kopf und Herz erspüre ich meine Antwort und treffe meine Entscheidung. Schließlich komme ich im letzten Schritt ins Handeln.

Im Hinblick auf Ängste könnte das bedeuten: Ich nehme sie wahr und leugne sie nicht. Ich akzeptiere das unangenehme Gefühl. Ich setze mich mit meinen Ängsten auseinander und finde einen konkreten Umgang mit ihnen wie zum Beispiel, trotzdem aktiv zu werden und meinen Handlungsspielraum zu nutzen. Der Wunsch, es möge endlich wieder so sein wie vor all diesen Krisen, wird sich nicht erfüllen. Und letztlich ist das auch keine Frage, die Sinn stiftet. Sinn entsteht stets durch meine persönliche Antwort auf die Rahmenbedingungen meines Lebens hier und heute. Wenn wir das ernst nehmen, spüren wir, dass wir dadurch geadelt werden. Auf mich kommt es an! Dabei geht es allerdings nicht darum, selbst im Zentrum zu stehen. Im Gegenteil: Das Wesen des Menschseins erfüllt sich, wenn wir über uns hinauswachsen. Das geschieht im Engagement und der Liebe für Dinge, Menschen, Gesellschaft, Natur und vielem mehr. Um noch einmal eine Analogie von Frankl anzuführen: Genauso wie ein gesundes Auge nicht sich selbst betrachten kann, sondern immer über sich hinaussieht, so verwirklicht sich auch das menschliche Wesen darin, bei anderen und anderem zu sein. Wenn Ängste dazu verhelfen, auf das große Ganze zu schauen, würden sie dadurch nicht nur selbst in den Hintergrund treten, sondern die Welt zu einer besseren machen. Möge es uns gelingen!

Anhang

Dank

Schon den Blick ins Literaturverzeichnis verstehe ich als großen Dank an all die Menschen, die mein Leben mit ihren Büchern, wissenschaftlichen Arbeiten, Vorträgen und vielen anderen Beiträgen beschenkt haben. Viele kenne ich persönlich nicht, dennoch fühle ich mich ihnen in Dankbarkeit verbunden.

Ganz herzlich möchte ich auch Frau Dr. Christiane Neuen vom Patmos Verlag danken. Die Idee zu diesem Buch entstand in einem persönlichen Telefonat und zündete bei mir sofort. Ohne diesen Kontakt und die weitere hochkompetente Begleitung gäbe es dieses Buch nicht – herzlichen Dank!

Meiner Lektorin Cordula Jänke bin ich zu großem Dank verpflichtet. Sie bereicherte dieses Buch nicht nur mit ihrem stilistischen Feingefühl, sondern vor allem mit ihren fundierten inhaltlichen Anmerkungen, Ergänzungen und Fragen. Sie verhalf mir dazu, die eigene Betriebsblindheit gegenüber dem selbst Verfassten ein ums andere Mal zu hinterfragen. Ganz herzlichen Dank dafür!

Meine Kinder Nico und Julianna haben sich die Mühe gemacht, mein Manuskript zu lesen und mir wichtige Hinweise und Ergänzungen aus ihrer Sicht zu geben. Dafür bin ich euch beiden sehr dankbar. Es ist so schön, dass es euch gibt und ihr mein Schreiben so wohlwollend und konstruktiv unterstützt! Meiner Frau Antje bin ich sehr dankbar, dass sie mein Schreiben nicht nur kritisch und konstruktiv begleitet, sondern auch die Lesbarkeit im Blick behält. Die zahllosen Gespräche miteinander regen mich immer wieder zum Weiterdenken an und fließen in so manche Zeilen und Inhalte ein.

Nicht zuletzt danke ich dem Leben und der göttlichen Dimension, von der ich mich getragen fühle.

Anmerkungen

1. Das einzige Gedicht Dürckheims, zitiert nach dem Seminar „Einführung in die Initiatische Therapie" in der Existential-psychologischen Bildungs- und Begegnungsstätte Todtmoos-Rütte im Feburar 2003.
2. Welzer, 2021, S. 19.
3. DAK-Report, 2022.
4. Weltgesundheitsorganisation (WHO), 2022.
5. „Gesundheit ist ein Zustand vollkommenen körperlichen, geistigen und sozialen Wohlbefindens und nicht allein das Fehlen von Krankheit und Gebrechen", heißt es auf Seite 1 der Verfassung der Weltgesundheitsorganisation (WHO, 2014).
6. Spitzer, 2022c, S. 13.
7. Vgl. ebd., S. 14.
8. Vgl. Reddemann, 2021, S. 32.
9. Kinnert, zitiert nach Schäuble, 2021, S. 301.
10. Vgl. Wikipedia, Stichwort VUCA, https://de.wikipedia.org/wiki/VUCA [Zugriff 22.12.2022]; Wirtschaftslexikon Gabler, Stichwort VUCA, https://wirtschaftslexikon.gabler.de/definition/vuca-119684 [Zugriff 22.12.2022].
11. Schäuble, 2021, S. 131.
12. Vgl. Welzer, 2021, S. 19.
13. Nepo, 2019, S. 277–278.
14. Bregman, 2020, S. 268.
15. „Anthem", Cohen, 1992.
16. Vgl. Kluge, 2002, Stichwort Angst.
17. Entsprechende Motive finden sich auch in vielen Märchen, sinnbildlich für ein solches Engegefühl in der Brust sind beispielsweise im Grimm'schen Märchen „Der Froschkönig oder der eiserne Heinrich" die eisernen Bänder, die der treue Diener um seine Brust trug, während sein Herr in einen Frosch verwandelt war, und die am Ende aus Freude über die Erlösung des jungen Königs mit lautem Krachen entzweibrechen.
18. Lindgren, 1982, S. 24–25.
19. Reddemann, 2021, S. 110.
20. Welzer, 2021, S. 120.
21. Arenz, 2021, S. 12.

[22] Nach Kriebs, 2019, S. 79ff.
[23] Firus, 2016, S. 80–86.
[24] Frei nacherzählt nach Ende, 2015, S. 133–146, und Ende, 2004, S. 17–27.
[25] „Versöhnung", in: Ausländer, 1984, zitiert nach: http://wwwalt.phil-fak.uni-duesseldorf.de/frauenarchiv/fka_neu/gedichte/articles/auslaender/index.php?text=versoehnung.
[26] Firus, 2018.
[27] Reddemann, 2021, S. 21–22.
[28] Der Name und alle weiteren personenbezogenen Details wurden in jedem Fallbeispiel zum Zweck der Anonymisierung verändert.
[29] Für ein kleines Kind bedeutet eine solche Trennung von den Eltern wie bei einem mehrwöchigen Krankenhausaufenthalt – was in der Vergangenheit in unserem Gesundheitswesen leider üblich war – erheblichen Stress und aktiviert das Bindungssystem. Je nach Sicherheit der bisherigen Bindungserfahrung kann eine solche Isolation tatsächlich zu einer nachhaltigen traumatischen Erfahrung für das Kind werden, weil nicht selten auch das Pflegepersonal noch zusätzlich uneinfühlsam oder gar drohend auftrat. Vgl. Firus, 2018, S. 33.
[30] Vgl. die Bielefelder Frauenstudie von 2004 (Bundesministerium für Familie, Senioren, Frauen und Jugend [BFSFJ], 2008).
[31] Vgl. Unicef, 2017.
[32] Werner, 1996.
[33] Auch in vielen Märchen spielt das Motiv des Schweigegebots und sein Brechen als Akt der Befreiung und Erlösung eine Rolle. Im Märchen „Die sechs Schwäne" der Brüder Grimm schweigt die Königstochter sechs Jahre lang, um ihre Brüder zu erlösen, und wird fast auf dem Scheiterhaufen verbrannt, weil sie nicht für sich selbst eintreten darf. Erst als die Zeit um ist, darf sie wieder sprechen und erzählt die Wahrheit. Und die „Gänsemagd" im gleichnamigen Grimm'schen Märchen vertraut ihr Geheimnis, was ihr zugestoßen ist, auf Anraten des Königs einem Eisenofen an. Der König lauscht heimlich und erfährt auf diese Weise, dass die Gänsemagd die wahre Königstochter und Braut seines Sohnes ist. Am Ende wird die Kammerzofe, die unrechtmäßig den Platz der Königstochter eingenommen hatte, bestraft und die Gänsemagd erhält ihren Status – und damit ihr eigentliches Selbst – wieder zurück. (Beispielhaft dazu: Kast, 2012, S. 11–30.) Märchen erzählen in ihren

Bildern und Symbolen oft von inneren Wachstums- und Reifeprozessen und können daher hilfreich dabei sein, Zugang zu möglichen eigenen traumatischen Erfahrungen zu finden.

34 Vgl. Rießbeck, 2021.
35 Vgl. Pfeiffer, 2022, S. 60–61.
36 Radebold, 2005.
37 Haarer, 1987. Die sogenannte schwarze Pädagogik bezeichnet eine autoritäre Erziehungstradition seit dem ausgehenden 18. Jahrhundert, die auf Gewalt, Erniedrigung und Einschüchterung basiert und darauf abzielt, den Willen des Kindes zu brechen. Der Sozialwissenschaftler Stephan Marks zeigt in seinem Buch *Scham – die tabuisierte Emotion* (Neuausgabe, 2021) beispielhaft die traumatisierenden Auswirkungen von Haarers Ratgeber auf die kindliche Entwicklung auf.
38 Brisch, 2011, S. 51.
39 Galbally et al., 2022; zu Bindung und Bindungstraumata vgl. auch das entsprechende Kapitel in Firus, 2018, S. 32–42.
40 Vgl. Czaja, 2008, und https://de.wikipedia.org/wiki/Hongerwinter [Zugriff 22.12.2022].
41 „Utopie", Hüsch, o. J.
42 Zeh, 2022, S. 17–18.
43 Vgl. Gilbert, 2011.
44 Lindgren, 1982, S. 25.
45 „Glück", in: Hesse, 1986, S. 50.
46 Vgl. Esch, 2018.
47 Generali Deutschland AG, 2017.
48 Esch, 2018, S. 282.
49 Hanson, 2013.
50 Germer, 2013, S. 149.
51 Mehr dazu in Firus, 2018.
52 In dem Märchen wird auch die extreme Abhängigkeit eines Kindes (hier des Schwanenkükens) deutlich von dem Umfeld, in dem es aufwächst. Der kleine Schwan kann noch nicht allein überleben, deshalb muss er Spott und Drangsalierung im Entenhof über sich ergehen lassen. Als er es nicht mehr aushält und wegläuft, gerät er in neue, nicht weniger toxische Abhängigkeiten oder läuft Gefahr, zu verhungern oder zu erfrieren.
53 Vgl. Pfeiffer, 2022, S. 131.
54 Firus, 2018, S. 137–142.

[55] Gilbert, 2011, S. 450.
[56] Vgl. Germer, 2013, S. 14.
[57] Vgl. Gilbert, 2011, S. 432.
[58] In Anlehnung an ebd., S. 451.
[59] Lionni, 1967.
[60] Dürr, 2018, S. 21.
[61] Brisch, 2008, S. 91. Auf der neurobiologischen Ebene liegt das vor allem am Bindungshormon Oxytocin, das bei Berührung und Hautkontakt ausgeschüttet wird und maßgeblich am Bindungs- und Beziehungsaufbau beteiligt ist.
[62] Siehe unter anderem: Pantel, 2021; Hafen, 2018.
[63] Vgl. Bühring, 2022, S. 988.
[64] Vgl. Reddemann, 2006, S. 80.
[65] Vgl. Spitzer, 2015, S. 959.
[66] Vgl. ebd.
[67] Vgl. Keltner/Haidt, 2003, S. 297–314.
[68] Vgl. Spitzer, 2022d, S. 457.
[69] Spitzer, 2022a, S. 41, S. 185.
[70] Spitzer, ebd., S. 186.
[71] Vgl. Steffens/Neddens, 2022, S. 136.
[72] Ebd. S. 137.
[73] Vgl. ebd.
[74] Spitzer, 2022b, S. 376.
[75] Vgl. ebd., S. 378.
[76] Spitzer, 2015, S. 959.
[77] Vgl. Dana, 2021.
[78] Vgl. Spitzer, 2017a.
[79] Vgl. Spitzer, 2017b.
[80] Vgl. ebd.
[81] Zitiert nach Reddemann, 2021, S. 132.
[82] Arenz, 2021, S. 101.
[83] Vgl. Harvard Medical School / Massachusetts General Hospital (1938/2015).
[84] Germer, 2013, S. 29.
[85] Vgl. hierzu auch: Pfeiffer, 2022, S. 109ff; Firus, 2018, S. 128ff.
[86] Vielfältige Beiträge zur Embodimentforschung, vgl. z.B. Burch, 2022, S. 91–114; Geuter, 2015, S. 157–164.
[87] Yvonne Dolan entwickelte die Übung speziell als Hilfe für Überlebende von sexuellem Missbrauch. Sie ist eine Abwandlung der

5-4-3-2-1-Selbsthypnosetechnik von Betty Erickson. Der Unterschied zu dieser besteht darin, dass keine inneren Bilder, sondern ausschließlich konkrete Wahrnehmungen im Hier und Jetzt beschrieben werden.

[88] Yong, 2008.
[89] Bohne, 2020; vgl. auch Pfeiffer, 2022.
[90] Welzer, 2021, S. 146.
[91] Thunberg, 2020, S. 50.
[92] Ebd.
[93] Spitzer, 2019a, S. 46–47.
[94] Theis, 2022.
[95] Lunde, 2020, S. 180f.
[96] Rosa, 2013.
[97] Welzer, 2021, S. 95.
[98] „The signifikant problems we face cannot be solved at the same level of thinking we were at when we created them." Albert Einstein, in: Calaprice, 2005, jedoch laut Hg. ohne verifizierbare Quelle, zitiert nach: https://en.wikiquote.org/wiki/Albert_Einstein [Zugriff: 7.12.2022].
[99] Welzer, 2021, S. 27.
[100] Lunde, 2020, S. 20.
[101] Welzer, 2021, S. 150.
[102] Firus, 2020.
[103] Heimerdinger, 2022, S. 78.
[104] Vgl. Welzer, 2021, S. 107ff.
[105] Die meisten Informationen habe ich Reddemann, 2006, entnommen.
[106] Welzer, 2021, S. 113.
[107] Vgl. Chang, 2011.
[108] Jobs, 2011.
[109] „What we call the beginning is often the end / And to make and end is to make a beginning. / The end is where we start from." Aus: „Little Gidding", Eliot, 1942.
[110] Zitiert in Hartl, 2021, S. 227.
[111] Vgl. Bregman, 2020, S. 283–287.
[112] Ebd.
[113] Ebd., S. 167–206.
[114] Ebd., S. 90.
[115] Vgl. ebd., S. 384–397.
[116] Ebd., S. 392.

[117] Bartlett, 2010, S. 99, S. 101.
[118] Hartl, 2021, S. 187.
[119] Vgl. auch Welzer 2021, S. 157.
[120] Vgl. Firus, 2020.
[121] Hartl, 2021, S. 200.
[122] WWF, 2022.
[123] Zitiert nach Hartl, 2021, S. 201.
[124] Vgl. ebd., S. 239.
[125] Ebd., S. 196.
[126] Vgl. Bregman, 2020, S. 430f.
[127] Ebd., S. 432.
[128] Rumi, o. J.
[129] Frankl, 1982.
[130] Frankl, 1985, S. 72.
[131] Frankl, 1984; 1985.
[132] Welzer 2021, S. 115.
[133] Vgl. Göpel, 2022.
[134] Ebd.
[135] Ebd.
[136] Yalom, 2013, S. 24.
[137] Seligman, 2002.
[138] Dalai Lama / Alt, 2015, S. 12.
[139] Levine, 1998, S. 12.
[140] Lunde, 2021, S. 122.
[141] Dittmar, 2021, vgl. auch Dittmar, 2022.
[142] „Ich bin Leben, das leben will, inmitten von Leben, das leben will." Schweitzer, 2008, S. 111.
[143] Zitiert nach Dittmar, 2022.
[144] Vgl. Snowdon, 2002.
[145] Vgl. Forschung von Langer, 2015.
[146] Längle, 1987.

Literatur

Arenz, E. (2021). Der große Sommer. DuMont, Köln.

Ausländer, R. (1984). Im Ascheregen die Spur deines Namens. Gedichte und Prosa 1976. Gesammelte Werke in acht Bänden, Band 4. Fischer, Frankfurt a. M.

Bartlett, R. (2010). Die Physik der Wunder. VAK, Kirchzarten.

Battus, N. (2020). Angstfrei! 5 Minuten gegen innere Unruhe, Angst und Panik. Lübbe, Köln.

Bohne, M. (2020). Klopfen mit PEP von Dr. Michael Bohne. 29.3.2020. Im Internet verfügbar unter: https://www.youtube.com/watch?v=MyY4Ep0Qpg8 [Zugriff 22.12.2022].

Bregman, R. (2020). Im Grunde gut. Eine neue Geschichte der Menschheit. Rowohlt, Hamburg.

Brisch, K. H. (2008). Bindung und Trauma. Klett-Cotta, Stuttgart.

Brisch, K. H. (2011). Die Wiege der Sicherheit. In: Gehirn&Geist, 9/2011.

Büdenbender, E. / Nagel, E. (2022). Der Tod ist mir nicht unvertraut. Ullstein, Berlin.

Bühring, P. (2022). In: Deutsches Ärzteblatt, Jg. 119, Heft 26, S. 988–989.

Bundesministerium für Familie, Senioren, Frauen und Jugend (BFSFJ) (2008). Gewalt gegen Frauen in Paarbeziehungen. Enddokumentation November 2008. Ein Forschungsprojekt des Interdisziplinären Zentrums für Frauen- und Geschlechterforschung (IFF) der Universität Bielefeld. Im Internet verfügbar unter: https://www.bmfsfj.de/bmfsfj/service/publikationen/gewalt-gegen-frauen-in-paarbeziehungen-80614 [Zugriff 21.12.2022].

Burch, C. (2022). Entspannungstechniken in der Physiotherapie. Springer, Berlin.

Chang, C. (2011). The Story. Im Internet einzusehen unter: https://beforeidieproject.com/story [Zugriff 21.12.2022].

Cohen, L. (1992). „Anthem". Im Internet verfügbar unter: http://www.maartenmassa.be/CohenChords/index.htm [Zugriff 22.12.2022].

Csíkszentmihályi, M. (2010). Flow – das Geheimnis des Glücks. Klett-Cotta, Stuttgart.

Czaja, S. (2008). Hungersnot-Forschung. In: Spektrum.de. Im Internet verfügbar unter: https://www.spektrum.de/news/hungersnot-forschung/971989 [Zugriff 22.12.2022].

DAK (2022). Pandemie: Depressionen und Essstörungen bei Jugendlichen steigen weiter an. Aktueller Kinder- und Jugendreport der DAK-Gesundheit analysiert Krankenhausdaten der Jahre 2019 bis 2021. Im Internet verfügbar unter: https://www.dak.de/dak/bundesthemen/pandemie-depressionen-und-esstoerungen-bei-jugendlichen-steigen-weiter-an-2558034.html#/ [Zugriff 22.12.2022].

Dalai Lama / Alt, F. (2015). Der Appell des Dalai Lama an die Welt. Benevento Publishing, Wals bei Salzburg.

Dana, D. (2021). Die Polyvagal-Theorie in der Therapie. Probst Verlag, Lichtenau Westf.

Dittmar, V. (2021). Echter Wohlstand: Warum sich die Investition in inneren Reichtum lohnt. 2. Aufl. Kailash Verlag, München.

Dittmar, V. (2022). Wohlstand neu denken. Vortrag, 11.4.22, Ulmer Denkanstöße. Im Internet verfügbar unter: https://www.youtube.com/watch?v=mABuC4JFGJU [Zugriff 20.12.2022].

Drexler, K. (2017). Ererbte Wunden heilen. Klett-Cotta, Stuttgart.

Dürckheim, K. Graf (2003). Gedicht. Zitiert nach dem Seminar „Einführung in die Initiatische Therapie" in der Existential-psychologischen Bildungs- und Begegnungsstätte Todtmoos-Rütte im Feburar 2003.

Dürr, H.-P. (2018). Teilhaben an einer unteilbaren Welt. Das ganzheitliche Weltbild der Quantenphysik. In: Hüther, G. / Spannbauer, C. (Hg.). Verbundenheit. Warum wir ein neues Weltbild brauchen. Hogrefe, Bern, S. 19–32.

Eger, E.E. (2018). Ich bin hier, und alles ist jetzt. Warum wir uns jederzeit für die Freiheit entscheiden können. Btb, München.

Einstein, A. (2005). The New Quotable Einstein. Hg. v. Alice Calaprice. – Princeton University Press, Princeton.

Eliot, T. S. (1942). Little Gidding. Im Internet verfügbar unter: http://www.columbia.edu/itc/history/winter/w3206/edit/tseliotlittlegidding.html [Zugriff 22.12.2022].

Ende, M. (2015). Jim Knopf und Lukas der Lokomotivführer. Thienemann, Stuttgart.

Ende, M. (2004). Jim Knopf und die Wilde 13. Thienemann, Stuttgart.

Esch, T., von Hirschhausen, E. (2018). Die bessere Hälfte: Worauf wir uns mitten im Leben freuen können. Rowohlt, Reinbek bei Hamburg.

Esch, T. (2021). „Ich muss nicht mehr, ich kann jetzt" – Tobias Esch über Glück und Zufriedenheit in der zweiten Lebenshälfte. Podcast. In: Freunde der Zeit, Zeit online. Im Internet verfügbar unter: https://verlag.zeit.de/freunde/rueckblick/videos/ein-gespraech-ueber-glueck-und-zufriedenheit-in-der-zweiten-lebenshaelfte/ [Zugriff 22.12.2022].

Firus, C. (1992). Der Sinnbegriff der Logotherapie und Existenzanalyse und seine Bedeutung für die Medizin. Centaurus, Pfaffenweiler.

Firus, C. (2015). Verabredung mit dem Glück. So stärken Sie Ihre seelische Widerstandskraft. Patmos, Ostfildern.

Firus, C. (2016). Wieder Land sehen. Selbsthilfe bei Depressionen. Patmos, Ostfildern.

Firus, C. (2018). Der lange Schatten der Kindheit. Seelische Verletzungen und Traumata überwinden. Patmos, Ostfildern.

Firus, C. (2020). Was wir gewinnen, wenn wir verzichten. Patmos, Ostfildern.

Firus, C. / Schleier, C. / Geigges, W. & Reddemann, L. (2012). Traumatherapie in der Gruppe. Klett-Cotta, Stuttgart.

Frankl, V. (1982). … trotzdem Ja zum Leben sagen. dtv, München.

Frankl, V. (1984). Der leidende Mensch. Anthropologische Grundlagen der Psychotherapie. Huber, Bern.

Frankl, V. (1985). Ärztliche Seelsorge. Grundlagen der Logotherapie und Existenzanalyse. Fischer, Frankfurt a. M.

Galbally, M. / Watson, S. J. / van Ijzendoorn, M. H. / Tharner, A. / Luijk, M. & Lewis, A. J. (2022). Maternal trauma but not perinatal depression predicts infant-parent attachment. *Archives of women's mental health, 25*(1), S. 215–225; https://doi.org/10.1007/s00737-021-01192-7 [Zugriff 22.12.2022].

Generali Deutschland AG (Hg.) (2017). Generali Altersstudie 2017. Wie ältere Menschen in Deutschland leben und denken. Springer, Berlin/Heidelberg. Im Internet verfügbar unter: https://link.springer.com/chapter/10.1007/978-3-662-50395-9_2 [Zugriff 22.12.2022].

Germer, C. (2013). Der achtsame Weg zur Selbstliebe. Arbor, Freiburg i. Breisgau.

Geuter, U. (2015). Körperpsychotherapie. Springer, Berlin/Heidelberg.

Gilbert, P. (2011). Mitgefühl: Wie wir Mitgefühl nutzen können, um Glück und Selbstakzeptanz zu entwickeln und es uns wohl sein lassen. Arbor, Freiburg i. Breisgau.

Göpel, M. (2022). „Wir müssen ehrlich bilanzieren, was der Status quo kostet". Interview von Friederike Meier. In: Frankfurter Rundschau, 19.10.2022. Im Internet verfügbar unter: https://www.fr.de/politik/maja-goepel-wir-muessen-ehrlich-bilanzieren-was-der-status-quo-kostet-91861549.html [Zugriff 20.12.2022].

Haarer, Johanna (1987). Die Mutter und ihr erstes Kind. München, Carl Gerber Verlag.

Hafen, M. (2018). Soziale Isolation – Folgen, Ursachen und Handlungsansätze. Im Internet verfügbar unter: https://fen.ch/wp-content/uploads/2020/11/Isolation-und-Einsamkeit_Manuskript-Hafen.pdf [Zugriff 22.12.2022].

Hanson, R. (2013). Hardwiring Happiness: The Hidden Power of Everyday Experiences on the Modern Brain. How to overcome the Brain's Negativity Bias. TED-Talk. Im Internet verfügbar unter: https://www.youtube.com/watch?v=jpuDyGgIeh0 [Zugriff 22.12.2022].

Hanson, R. (2015). Das Gehirn eines Buddha. Arbor, Freiburg i. Breisgau.

Hartl, J. (2021). Eden Culture. Herder, Freiburg i. Breisgau.

Harvard Medical School / Massachusetts General Hospital (1938/2015). The Study of Adult Development. Grant & Glueck Study. Informationen im Internet unter: http://www.adultdevelopmentstudy.org/grantandglueckstudy [Zugriff 22.12.2022].

Heimerdinger, T. (2022). Bescheidenheit, Genügsamkeit, Verzicht, Praktiken der Unterlassung in alltagskultureller Perspektive. In: Praktische Theologie, Zeitschrift für Praxis in Kirche, Gesellschaft und Kultur. Gütersloher Verlagshaus, Gütersloh.

Hesse, H. (1986). Das Lied des Lebens. Die schönsten Gedichte von Hermann Hesse. Suhrkamp, Frankfurt a. M.

Hüsch, H. D. (o. J.). „Utopie". Im Internet verfügbar unter: http://www.hüsch.org/html/utopie.html [Zugriff 22.12.2022].

Jobs, S. (2011). „Der Tod ist die beste Erfindung des Lebens". In: Focus online. https://www.focus.de/digital/computer/apple/

der-tod-ist-die-beste-erfindung-des-lebens-steve-jobs-bewegendste-rede_id_2534656.html [Zugriff 15.12.2022].

Kast, V. (2012). Das Mädchen im Sternenkleid und andere Befreiungsgeschichten im Märchen. Ostfildern, Patmos.

Keltner, D. / Haidt, J. (2003). Approaching awe, a moral, spiritual, and aesthetic emotion. In: Cognition and Emotion. Band 17, Nr. 2, 1, S. 297–314.

Kluge, F. (2002). Etymologisches Wörterbuch der deutschen Sprache. 24. Aufl. de Gruyter, Berlin.

Kriebs, S. (2019). Resilienz in der Schule. Junfermann, Paderborn.

Langer, E. (2015). Mindfulness. Das Prinzip Achtsamkeit: Die Anti-Burn-out Strategie. Franz Vahlen, München.

Levine, P. (1998). Trauma-Heilung. Das Erwachen des Tigers. Synthesis, Essen.

Lindgren, A. (1982). Ronja Räubertochter. Lizenzausgabe des Deutschen Bücherbundes GmbH & Co. Stuttgart/München.

Lionni, L. (1967). Frederick. Middelhauve, Köln.

Lunde, M. (2017). Die Geschichte der Bienen. btb, München.

Lunde, M. (2020). Als die Welt stehen blieb. btb, München.

Marks, S. (2021). Scham – die tabuisierte Emotion. Neuausgabe. Ostfildern, Patmos.

Meyer-Lindenberg, A. (2019). Psychische Gesundheit in der Stadt. In: Info Neurologie und Psychiatrie, 2019, 21, S. 7–8.

Nepo, M. (2019). Ankommen im Jetzt. Koha, Dorfen.

Pantel, J. (2021). Gesundheitliche Risiken von Einsamkeit und sozialer Isolation im Alter. Springer Link. Im Internet verfügbar unter: https://link.springer.com/article/10.1007/s42090-020-1225-0 [Zugriff 22.12.2022].

Pfeiffer, A. (2022). Emotionale Erinnerungen – Klopfen als Schlüssel für Lösungen. 1. Aufl. Carl-Auer, Heidelberg.

Radeboldt, H. (2005). Die dunklen Schatten unserer Vergangenheit. Klett-Cotta, Stuttgart.

Reddemann, L. (2006). Überlebenskunst. Klett-Cotta, Stuttgart.

Reddemann, L. (2021). Die Welt als unsicherer Ort. Klett-Cotta, Stuttgart.

Rießbeck, H. (2021). Existenzielle Perspektiven in der Psychotraumatologie. Klett-Cotta, Stuttgart.

Rosa, H. (2013). Beschleunigung und Entfremdung. Suhrkamp, Frankfurt.

Rowling, J. K. (2000): Harry Potter und der Gefangene von Askaban. Carlsen, Hamburg.

Rumi (o. J.). „Wende dich nicht ab". Im Internet verfügbar unter: https://wiesieliebt.de/70-rumi-zitate-die-dir-helfen-werden-das-leben-besser-zu-verstehen/ [Zugriff 22.12.2022].

Schäuble, W. (2021). Grenzerfahrungen. Wie wir an Krisen wachsen. Siedler, München.

Schweitzer, A. (2008). Die Ehrfurcht vor dem Leben. C. H. Beck, München.

Seligman, M. (2002). Der Glücksfaktor. Bastei Lübbe, Bergisch-Gladbach.

Shaw, G. B. (1990). Pygmalion. Suhrkamp, Frankfurt a. M.

Snowdon, D. A. (2002). Aging with Grace: What the Nun Study Teaches Us About Leading Longer, Healthier, and More Meaningful Lives. Bantam Books, New York.

Spitzer, M. (2015). Der bestirnte Himmel über mir und das moralische Gesetz in mir. In: Nervenheilkunde, 12, Schattauer, Stuttgart, S. 995–963.

Spitzer, M. (2017a). Pfadfinder, Wandervögel und seelische Gesundheit. In: Nervenheilkunde, 6, Schattauer, Stuttgart, S. 413–415.

Spitzer, M. (2017b). Geben macht glücklicher und ist gesünder als Nehmen. In: Nervenheilkunde, 38, Schattauer, Stuttgart, S. 615–617.

Spitzer, M. (2019a). „Gesünder, glücklicher, freundlicher". Manfred Spitzer über die positive Wirkung von Natur auf die Psyche. Interview. Chrismon 08/2019, S. 46–47. Im Internet verfügbar unter: https://chrismon.evangelisch.de/artikel/2019/45321/der-wald-manfred-spitzer-ueber-die-positive-wirkung-von-natur-auf-die-psyche [Zugriff 22.12.2022].

Spitzer, M. (2019b). Natur – eine Dosis-Findungsstudie. In: Nervenheilkunde, 38, S. 15–17.

Spitzer, M. (2022a). Naturwissenschaft und Glaube. In: Nervenheilkunde 41, S. 183–191.

Spitzer, M. (2022b). Rituale: Kultur und Psychologie, Pro und Kontra. In: Nervenheilkunde, 41, S. 374–380.

Spitzer, M. (2022c). Corona-Depression, Eco-Angst, Stress, Resignation und Resilienz. In: Nervenheilkunde, 41, S. 8–18.

Spitzer, M. (2022d). Kant, Ionen oder NF-kappaB – Warum sind Wasserfälle gesund? In: Nervenheilkunde, 41, S. 456–464.

Steffens, M. / Neddens, A.-K. (2022). Religiosität und psychische Gesundheit. In: Nervenheilkunde, 41, S. 135–141.
Storch, M. / Krause, F. (2011). Selbstmanagement – ressourcenorientiert. 4. Aufl. Huber, Bern.
Theis, A. (2022). 10 Fragen an eine Aktivistin der Letzten Generation, die du dich niemals trauen würdest zu stellen. Interview. Vice, 9.12.2022. Im Internet verfügbar unter: https://www.vice.com/de/article/jgp49k/10-fragen-an-eine-aktivistin-der-letzten-generation-die-du-dich-niemals-trauen-wuerdest-zu-stellen?utm_source=pocket-newtab-global-de-DE [Zugriff 22.12.2022].
Thunberg, G. (2020). Ich will, dass ihr in Panik geratet. Meine Reden zum Klimaschutz. Erweiterte Neuausgabe. Fischer, Frankfurt a. M.
Unicef (2017). A Familiar Face: Violence in the lives of children and adolescens. Im Internet verfügbar unter: https://data.unicef.org/resources/a-familiar-face/ [Zugriff 22.12.2022].
Ware, B. (2015). 5 Dinge, die Sterbende am meisten bereuen. Einsichten, die Ihr Leben verändern werden. Goldmann, München.
Weltgesundheitsorganisation (WHO) (2014). Verfassung der Weltgesundheitsorganisation 0.810.1. Stand 6.7.2020. Im Internet verfügbar unter: https://fedlex.data.admin.ch/filestore/fedlex.data.admin.ch/eli/cc/1948/1015_1002_976/20200706/de/pdf-a/fedlex-data-admin-ch-eli-cc-1948-1015_1002_976-20200706-de-pdf-a.pdf [Zugriff 2.12.2022].
Weltgesundheitsorganisation (WHO) (2022). Mehr psychisch Kranke durch Corona. WHO-Bericht. Tagesschau.de, 17.6.2022. Im Internet verfügbar unter: https://www.tagesschau.de/ausland/europa/who-corona-anstieg-psychische-krankheiten-101.html [Zugriff 22.12.2022].
Welzer, H. (2021). Nachruf auf mich selbst. Die Kultur des Aufhörens. Fischer, Frankfurt a. M.
Werner, E.E. (1996). Vulnerable, but invincible; high risk children from birth to adulthood. European Child & Adolecent Psychiatry 1996, suppl 1; 5, S. 47–51.
WWF (2022). Das UN-Übereinkommen zur biologischen Vielfalt und die Weltnaturkonferenz. 19.12.2022. Im Internet einsehbar unter: https://www.wwf.de/themen-projekte/artenschutz/politische-instrumente/cbd-die-un-konvention [Zugriff 22.12.2022].
Yalom, I. (2013). Die Liebe und ihr Henker. btb, München.

Yong, E. (2008). Warm hands, warm heart – how physical and emotional warmth are linked. In: National Geographic, 26.10.2008. Im Internet verfügbar unter: https://www.nationalgeographic.com/science/article/warm-hands-warm-heart-how-physical-and-emotional-warmth-are-linked [Zugriff 22.12.2022).

Zeh, J. (2022). Über Menschen. 3. Aufl. btb, München.

Zitatnachweis

S. 15 f.: Entnommen aus: Mark Nepo: Ankommen im Jetzt. Koha Verlag.

S. 25: Aus: Astrid Lindgren, „Ronja Räubertochter". © der deutschen Ausgabe: 1982 Verlag Friedrich Oetinger, Hamburg.

S. 57 f.: Aus: Juli Zeh, Über Menschen © 2021 Luchterhand Literaturverlag, München, in der Penguin Random House Verlagsgruppe GmbH.

Sich mit dem Glück verabreden

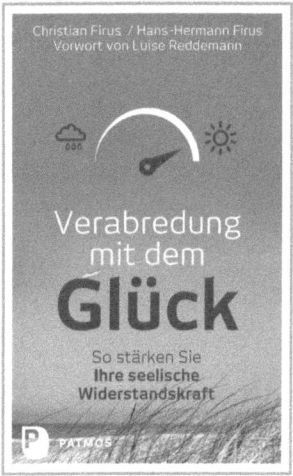

Christian Firus mit
Hans-Hermann Firus
Verabredung mit dem Glück
So stärken Sie Ihre
seelische Widerstandskraft

Mit einem Vorwort von
Luise Reddemann

160 Seiten, 14 x 22 cm
Paperback
ISBN 978-3-8436-0572-4

Der Verlust des Arbeitsplatzes, eine Krankheit oder die Trennung von einem geliebten Menschen – all dies sind Lebensereignisse, die uns herausfordern. Wer seine Stärken und Fähigkeiten pflegt und seine Ressourcen voll ausschöpft, kann solchen schwierigen Erlebnissen etwas entgegensetzen und sogar daran wachsen. Er verabredet sich mit dem Glück und glaubt fest daran.
Christian Firus zeigt, dass jeder Mensch seine innere Widerstandskraft stärken kann. Illustriert an vielen Fallbeispielen und an der ergreifenden Kriegsbiografie seines Vaters Hans-Hermann Firus beschreibt er zwölf erprobte Wege zu mehr seelischer Gesundheit. So kann sich jeder Leser die für ihn stimmigen Anregungen und Übungen heraussuchen.

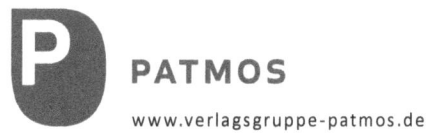

www.verlagsgruppe-patmos.de